内分泌与代谢性疾病

常见多发病例解析

江　艳　宋亚贤　徐玉善◎主编

YNK 云南科技出版社
·昆　明·

图书在版编目（CIP）数据

内分泌与代谢性疾病常见多发病例解析 / 江艳, 宋亚贤, 徐玉善主编. -- 昆明 : 云南科技出版社, 2025. 4. -- ISBN 978-7-5587-6308-3

Ⅰ. R58

中国国家版本馆CIP数据核字第2025YC6708号

内分泌与代谢性疾病常见多发病例解析

NEIFENMI YU DAIXIEXING JIBING CHANGJIAN DUOFA BINGLI JIEXI

江　艳　宋亚贤　徐玉善　主编

出 版 人：温　翔
策　　划：汤丽鋆
责任编辑：刘浩君
整体设计：长策文化
责任校对：秦永红
责任印制：蒋丽芬

书　　号：ISBN 978-7-5587-6308-3
印　　刷：昆明亮彩印务有限公司
开　　本：787mm × 1092mm　1/16
印　　张：10
字　　数：231 千字
版　　次：2025 年 4 月第 1 版
印　　次：2025 年 4 月第 1 次印刷
定　　价：128.00 元

出版发行：云南科技出版社
地　　址：昆明市环城西路 609 号
电　　话：0871-64120740

内分泌与代谢性疾病
常见多发病例解析

编委会

主　编：江　艳　宋亚贤　徐玉善

副主编：史　丽　梁丽芳　赵豫梅　张丽华　张文华

编　者（按姓氏笔画排序）：

付　伟　付方怡　朱　丽　朱玲快　刘建芳　江　艳
许　婷　孙　宁　李　璇　杨梦石　宋亚贤　张文华
张丽华　陈　娜　孟　琦　赵明月　赵梓妤　赵豫梅
徐　兆　徐玉善　黄丹丹　黄圣婷　梁丽芳

前　言
PREFACE

医学专业学位研究生教育作为培养临床医学创新人才的重要途径，其课程教学的建设与完善对于提升教育质量具有重要意义。以教育部印发的《临床医学硕士专业学位研究生指导性培养方案》和云南省教育厅《关于深化医教协同进一步推进医学教育改革与发展的实施意见》为指导，专业型硕士研究生的培养更侧重于医疗技术的训练、临床实践能力的培养，使其具有独立处理常见疾病及某些疑难病症的能力。

内分泌代谢疾病的诊断和治疗不仅需要关注局部病变，还需要考虑其对全身的影响，这就对专业型硕士研究生在学习和实践中的系统性思维和综合诊治能力提出了更高的要求。本案例库的编写旨在帮助专业型硕士研究生在内分泌专业的学习中有的放矢地参与内分泌常见疾病的诊断与治疗，更好地掌握内分泌代谢专业的相关理论知识，培养其临床科研思维和对信息的分析运用能力。

由于编者水平有限，难免存在不足之处，敬请读者提出宝贵建议，以便不断完善。

编　者

目录 | CONTENTS

第一章
CHAPTER 1

下丘脑与垂体疾病

第一节　中枢性尿崩症

【病例】

> 基本信息

男性患者，52岁，农民。

> 主诉

体重下降1年，烦渴、多饮、多尿3个月。

> 现病史

患者自诉无明显诱因，1年来体重逐渐下降10kg，无怕热、多汗、心悸、手抖，无低热、盗汗、咳嗽、咳痰，无恶心、呕吐、纳差、腹泻等，未予重视。3个月前患者无明显诱因出现烦渴、多饮，饮水量增多，约5000～6000mL/d，多尿，日尿10余次，夜尿8～9次（具体量不详），伴怕热、情绪烦躁、易醒、睡眠差、性功能减退、皮肤干燥，偶感头晕，无心悸、胸闷、胸痛，无易饥、多食，无尿急、尿痛、泡沫尿，无下肢水肿，无溢乳，无怕冷、纳差、便秘，无恶心、呕吐、头痛、视物模糊、视野缺损、视力下降，无乏力、嗜睡、昏迷等不适，25天前（2024年4月6日）至当地医院就诊，完善腹部B超未见明显异常（具体不详），24天前（2024年4月7日）自行至当地某市级医院就诊。垂体MRI示：鞍区垂体形态增大，神经垂体显示不清，诊断“尿崩症可能”，建议至上级医院就诊，现患者为求系统诊治于内分泌科就诊，门诊以“多尿查因”收住入院。患者自患病以来，精神、饮食可，睡眠差（易醒），小便如上述，大便如常，体重变化如上述。

> 既往史、个人史、婚育史、家族史

既往体健，否认高血压、糖尿病、心脏病等慢性病史。否认手术、外伤史。否认药物过敏史。无吸烟、饮酒史，无不良嗜好。婚育史：已婚，配偶体健。家族史：否认家族中有遗传性疾病及类似病史。

> 体格检查

体温（T）：36.4℃。脉搏（P）：67次/分。呼吸频率（R）：18次/分。血压（BP）：126/78mmHg（1mmHg = 133.32Pa）。身高：159cm。体重：61kg。体质指数（BMI）：24.16kg/m^2。一般情况可，发育正常，营养中等，神清，对答切题，查体合作，头颅五官无畸形，未触及甲状腺肿大，甲状腺无压痛，未闻及血管杂音。皮肤黏膜无黄染，全身浅表淋巴结未触及肿大。心率67次/分，律齐无杂音，双肺呼吸音清，未闻及干、湿啰音，腹软，无压痛，肝脾未及。双下肢无水肿，足无畸形，局部皮肤无红肿、破溃。双足背动脉搏动正常。四肢肌力、肌张力正常，生理反射存在，病理反射未引出。

> 辅助检查

● 尿液分析：尿比重1.005。

● 血生化：白蛋白36.5g/L，球蛋白40.4g/L，白蛋白/球蛋白0.9，肌酐150.1μmol/L，尿酸487.6μmol/L，血清胱抑素C 1.65mg/L，视黄醇结合蛋白72.8mg/L，总胆固醇6.16mmol/L，游离胆固醇1.96mmol/L，三酰甘油2.55mmol/L，低密度脂蛋白胆固醇3.84mmol/L，钾3.85mmol/L，钠147.90mmol/L，氯108.70mmol/L，肾小球滤过率44.38mL/min，血糖5.4mmol/L。

● 甲状腺功能全套（化学发光法）促甲状腺受体抗体（anti-thyrotropin receptor antibody,anti-TRAb）：三碘甲状腺原氨酸1.09ng/mL，甲状腺素64.80ng/mL，游离三碘甲状腺原氨酸2.94pg/mL，游离甲状腺素10.00pg/mL，促甲状腺激素1.05μIU/mL，甲状腺球蛋白1.61ng/mL，甲状腺微粒体抗体1.67%，甲状腺球蛋白抗体3.63%，反三碘甲状腺原氨酸0.57ng/mL，促甲状腺受体抗体＜0.25IU/L。甲状腺超声示：①甲状腺未见明显异常声像。②双颈Ⅰ、Ⅱ、Ⅲ区内可见多个淋巴结，部分肿大。

● 垂体MRI提示：①垂体形态饱满，腺垂体后份局部增厚，神经垂体形态稍小，请结合临床及内分泌检查。②垂体柄稍增粗并稍向左偏。垂体激素全套（化学发光法）：生长激素0.11ng/mL，泌乳素28.47ng/mL，卵泡刺激素3.9mIU/mL，促黄体生成素4.2mIU/mL，雌二醇42.7pg/mL，孕酮5.89ng/mL，睾酮200ng/dL。

● 肾上腺CT提示：左侧肾上腺内支增粗，增生可能。COR-ACTH节律正常。

● 甲状旁腺激素23.60pg/mL。骨代谢检测5项：25-羟维生素D 123.20nmol/L，碱性磷酸酶99.5IU/L，降钙素1.29pg/mL，钙2.45mmol/L，无机磷1.13mmol/L。骨密

度：骨量减少。

●胸部CT提示：①右肺下叶后基底段小结节（Lung-RADS-3类），密切随诊。②余双肺散在微小结节（Lung-RADS-2类），随诊。③双肺散在条索灶。④纵隔多发肿大淋巴结，部分伴钙化。⑤心脏增大，心包轻度增厚。

●心脏彩超：升主动脉内径增宽（建议观察血压、血糖）。

●颈部、双下肢血管B超示：①双侧颈动脉内中膜不均增厚，右侧锁骨下动脉起始段单发斑块，血流通畅，未见明显狭窄及闭塞。②右侧椎动脉内径纤细，流速减慢，血流阻力指数增高。③双侧颈内、外静脉血流通畅，未见明显血栓形成。④双下肢动脉内中膜不均增厚，血流通畅，未见明显狭窄及闭塞。⑤双下肢静脉血流通畅，目前未见明显血栓形成。

●禁水-加压素试验流程见表1-1。

表 1-1　禁水－加压素试验流程

时间	尿量（mL）	尿比重	血压（mmHg）	心率（次/分）	体重（kg）	备注
8:00	105	1.007	116/89	66	59.2	
9:00	75	1.007	113/88	62	58.9	
10:00	140	1.007	124/85	60	58.7	
11:00	107	1.007	129/89	62	58.6	
12:00	80	1.008	123/87	59	58.5	肌注垂体后叶激素6U
13:00	22	1.012	118/87	57	58.4	
14:00	40	1.015	111/73	69	58.4	
15:00	40	1.016	118/73	70	58.3	

> 诊治经过

患者入院后记录24h尿量5000～6000mL，完善禁水-加压素试验，根据临床表现及辅助检查结果，诊断为中枢性尿崩症。予去氨加压素片抗利尿治疗，尿量减少。

> 诊断

中枢性尿崩症、垂体柄增粗待查、左肾上腺增生。

> 治疗及随访

优质蛋白饮食，适量户外运动，监测24h饮水量及尿量。醋酸去氨加压素每片0.1mg，口服（po），每天早上（qm）1/2片，睡前（qn）1片（每日尿量<3000mL）。1个月后门诊复查尿常规、肝功、肾功、电解质、泌乳素。3个月后复查骨代谢、甲功、胸部CT。6个月后复查垂体MRI、肾上腺CT、腹部+甲状腺超声、心脏彩超，内分泌科、神经外科、泌尿外科随诊。

【解析】

尿崩症（diabetes insipidus，DI）是指多尿、低比重尿、尿渗透压下降等一系列表现的临床综合征。主要因下丘脑—垂体病变，肾小管重吸收水障碍，导致机体抗利尿激素（antidiuretic hormone，ADH），又称精氨酸加压素（arginine vasopressin，AVP）完全或部分缺乏引起。

临床表现：多尿，24h尿量多达4000mL以上。伴烦渴、多饮，可伴有不同程度脱水表现。尿比重<1.005，尿渗透压50～200mOsm/（kg·H_2O）。

治疗：在明确诊断后，予以口服去氨加压素片，根据患者尿量调整剂量。

知识拓展

禁水－加压素实验

●原理：长时间禁饮后（6～18h），AVP的分泌反应达到极限，即连续两次尿渗透压的差不超过30%，然后注射外源性AVP。正常人对外源性AVP不能作出进一步的反应，尿渗透压不再升高，而精神性多饮和部分性尿崩症患者有不同程度的反应，完全性尿崩症有良好的反应。通过分析禁饮前后及注射加压素后血尿渗透压的相互关系，可鉴别中枢性尿崩症、肾性尿崩症和精神性多饮等疾病。

●方法：轻度多尿者于试验前一天6pm后开始禁饮，多尿严重者可于试验日清晨起禁饮。禁饮前测量尿比重、尿渗透压、体重、血压，并抽血测血钠、血浆渗透压，有条件者测AVP作为对照。次日8am开始，排空膀胱，每小时准点排尿，记录尿量及测尿渗透压，直至尿渗透压逐步升高达平衡状态［连续2次尿比重相同或尿渗透压相差不超过30%或10mOsm/（kg·H_2O）］，或患者体重下降2%时，抽血测定血钠、血浆渗透压（有条件或必要时测血AVP），同时皮下注射垂体后叶激素5U。注射垂体后叶激素后试验再继续2h，每小时收集尿液，测定尿量、比重和渗透压（有条件或必要时测血AVP）。

●结果判断：①正常人及精神性多饮者禁饮后体重、血压和血浆渗透压变化不大，尿渗透压明显上升，可高达1000mOsm/（kg·H_2O）左右，注射加压素后尿渗透压不能进一步升高，往往还略降低，仅少数人尿渗透压有所增加，增高程度不超过5%。②部分性尿崩症患者禁饮后血浆渗透压正常或偏高，平均值不超过300mOsm/（kg·H_2O），尿渗透压升高可超过血浆渗透压。在注射加压素后尿渗透压可进一步增高，最大增高值>10%或增加值>80mOsm/（kg·H_2O）。③完全性尿崩症患者，禁饮后血浆渗透压偏高，平均值>300mOsm/（kg·H_2O），尿渗透压不能显著增高，仍明显低于血浆渗透压。注射加压素后，尿渗透压明显升高，较前升高>50%，且超过血浆渗透压，甚至成倍升高。试验结束时血ADH很低甚至无法测出。④肾性尿崩症患者，禁饮后尿渗透压不能显著增高。注射加压素后，尿渗透压仍无反应。禁饮后血AVP水平可明显增高。禁水-加压素试验结果判断可见表1-2。

表1-2 禁水－加压素试验结果判断

患者类型	禁水				注射加压素
	尿比重	尿渗透压 mOsm/（kg·H_2O）	血浆渗透压 mOsm/（kg·H_2O）	尿渗透压/血浆渗透压	尿渗透压上升百分比
正常人	↑	↑（>800）	变化不大		<9%
精神性多饮患者	同正常人				
完全性尿崩症患者	1.003～1.005	<00	>300	<1	>9%
部分性尿崩症患者	1.012～1.016	↑ 稍高于血浆渗透压	<300	1～1.5	有反应
肾性尿崩症患者	同完全性尿崩				无反应

注意事项：①在部分性尿崩症患者中，有部分人可显示一种特殊的现象，禁饮后，尿渗透压逐步上升，甚至可超过血浆渗透压，而在继续禁饮过程中，尿渗透压反而逐步降低，下降到血浆渗透压以下，在注射加压素后，又明显上升，有个例报道可上升超过50%。这种现象说明患者AVP储备能力有限，在开始禁饮的刺激下，还可释放残存的AVP，但在继续禁饮时，AVP分泌能力耗竭，由部分尿崩症转为完全性尿崩症。②试验过程中如果体重下降超过试验前体重的3%，或血钠高于正常范围，应终止试验。

尿崩症诊断流程（图 1-1）

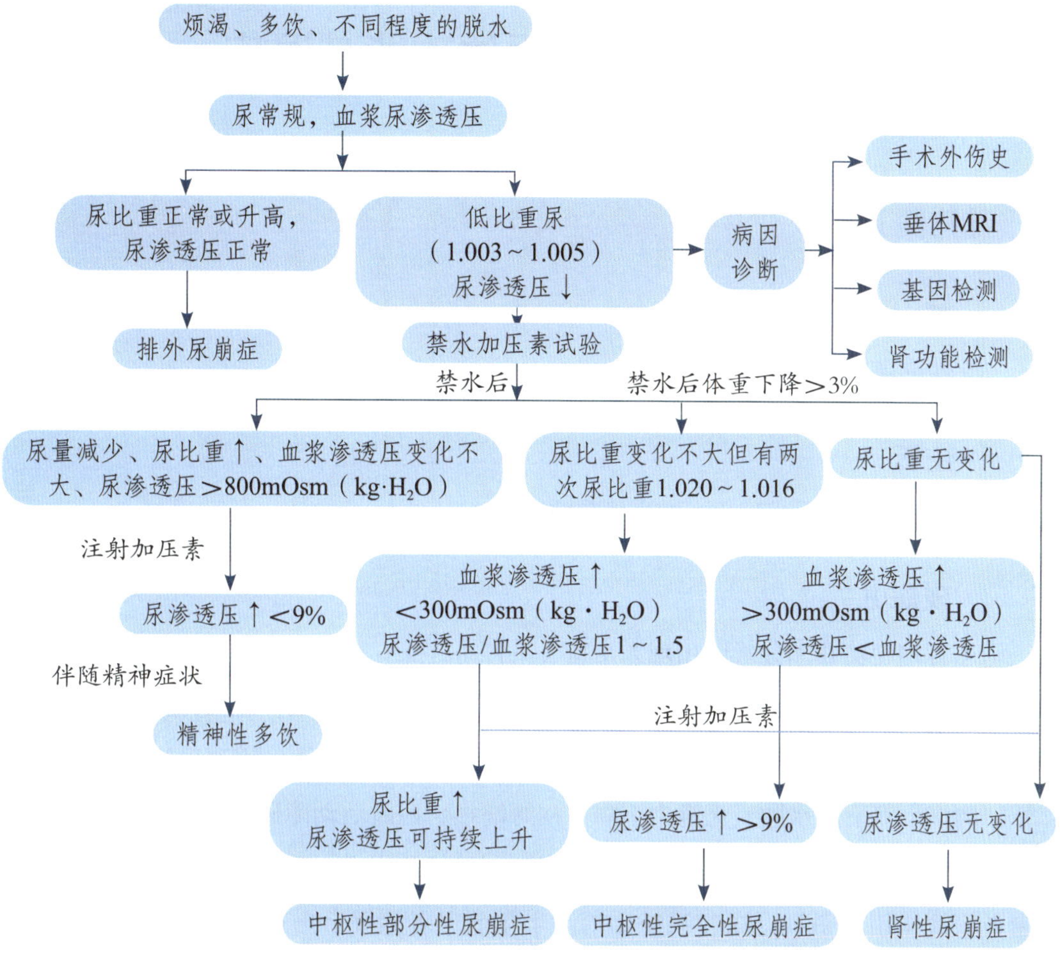

图 1–1　尿崩症诊断流程

参考文献

[1] 中华医学会内分泌学分会. 尿崩症患者新型冠状病毒感染临床应对指南[J]. 内科理论与实践, 2023, 18(1): 25-27.

[2] 徐玉善, 江艳. 内分泌常见疾病诊断思路及试验流程简析[M]. 昆明: 云南科技出版社, 2021.

[3] Mirjam C, J E H, J C T, et al. Endocrinology in the time of COVID-19-2021 updates: The management of diabetes insipidus and hyponatraemia. [J]. European journal of endocrinology, 2021, 185(4).

第二节 腺垂体功能减退症

【病例】

> 基本信息

女性患者，38岁。

> 主诉

呕吐、纳差、乏力14年，加重伴嗜睡2天。

> 现病史

患者14年前在家分娩时出现大出血（具体不详），产后无乳汁、闭经，阴毛、腋毛、眉毛无脱落，反复出现恶心、呕吐，呕吐物为胃内容物，量具体诉说不清，乏力、纳差，伴怕冷、便秘、记忆力下降，常感头晕、头痛，活动后气促，无心悸、胸痛、双下肢水肿，无视力下降、视野缺损、四肢活动障碍等，到当地诊所就诊（具体不详），予对症处理后症状稍缓解，但反复出现，于感冒后症状加重。患者及家属未引起重视，未行系统诊治。半年前患者感冒后出现发热，体温高峰诉说不清，伴咳嗽、咳痰，痰为黄色脓痰，上述症状反复加重，期间曾至当地医院就诊，予对症支持治疗（具体不详）后上述症状稍好转，但上述症状仍反复出现。10天后患者感冒后出现发热，体温具体不详，伴咳嗽、咳痰，咳白色黏痰，活动后胸闷、气促、恶心、呕吐、纳差、乏力明显，到当地医院就诊予输液治疗（具体不详），上述症状无明显好转，后自服中药治疗（具体不详），后未再出现发热，但上述症状较前加重，几乎未进食。2天前出现嗜睡，伴颜面水肿、反应迟钝、头痛，无大、小便失禁、精神失常、四肢活动障碍、呼吸困难、昏迷等，患者及家属为求进一步诊治，至上级医院急诊科就诊，急诊：钾2.64mmol/L，钠109.30mmol/L，氯74.58mmol/L，钙2.04mmol/L，血糖1.92mmol/L，磷酸肌酸激酶3907.2IU/L，监测血压低，为70～80/50mmHg，考虑诊断：垂体危象，予静脉泵入高糖及补液治疗后，症状无缓解，以垂体危象收住内分泌科。患者自起病以来，精神、饮食欠佳，常便秘，小便如常，14年来体重逐渐下降6kg。

> 既往史、个人史、婚育史、家族史

既往体健，否认高血压、糖尿病、心脏病等慢性病史，否认手术、外伤史，否认药物过敏史。无吸烟、饮酒史，无不良嗜好。婚育史：已婚，配偶体健。妊娠4次，顺产4次，否认流产史。家族史：否认家族中有遗传性疾病及类似病史。

> 体格检查

T：36.5℃。P：71次/分。R：17次/分。BP：72/42mmHg。2L/min吸氧下血氧饱和度：98%。身高：150cm。体重：45kg。BMI：20kg/m²。平车推入病房，一般情况差，嗜睡，对答尚切题，面色蜡黄，巩膜无黄染，眼睑、颜面无水肿，双侧瞳孔等大、等圆，对光反射灵敏，球结膜稍水肿，眉毛脱落，头发稀疏，颈软，无抵抗感，咽无充血，扁桃体无肿大，双侧甲状腺未触及肿大；双肺呼吸音低，未闻及干、湿啰音；心率71次/分，律齐，各瓣膜听诊区未闻及杂音；腹软，无压痛及反跳痛，脊柱无畸形，双下肢无水肿，皮温正常，无皮肤发红，无瘀斑，生理反射存在，病理反射未引出，睫毛、阴毛脱落。

> 辅助检查

● 急诊生化：钾2.64mmol/L，钠109.30mmol/L，氯74.58mmol/L，钙2.04mmol/L，天冬氨酸氨基转移酶125.35IU/L，肌酐85.49 μmol/L，葡萄糖1.92mmol/L，磷酸肌酸激酶3907.2IU/L，乳酸脱氢酶378IU/L，乳酸2.28mmol/L。肌红蛋白1592.63ng/mL，肌酸激酶同工酶质量81.5ng/mL。

● 急诊血常规+超敏CRP+PCT：PCT＜0.1ng/mL，超敏C反应蛋白4.00mg/L，白细胞5.22×10^9/L，中性粒细胞百分比53.00%，淋巴细胞百分比36.50%，红细胞3.63×10^{12}/L，血红蛋白107g/L，血小板215×10^9/L。

● 血气分析：碳酸氢根14.8mmol/L，氧分压98%，氧饱和度98%，血钾2.72mmol/L，血钠109mmol/L，血氯74.58mmol/L，血钙2.04mmol/L，血乳酸1.42mmol/L，血pH 7.35。

● 腹部超声示：①肝脾未见异常，肝内胆管未见扩张，肝外胆管未见扩张，胆囊壁毛糙，胆囊内未见明显结石，胰腺未见异常，脾脏未见异常，双肾未见异常，

双肾盂未见扩张，输尿管未见扩张，壁毛糙，膀胱内未见明显结石，前列腺未见异常。②双下肢静脉未见异常。③双侧颈动脉未见异常。④双侧椎动脉未见异常。⑤双侧锁骨下动脉未见异常。⑥双侧髂总动脉未见异常。⑦双侧髂外动脉未见异常。⑧双侧髂内动脉未见异常。⑨双侧股动脉未见异常。⑩双侧股深动脉未见异常。⑪双侧腘动脉未见异常。⑫双侧胫前动脉未见异常。⑬双侧胫后动脉未见异常。⑭双侧足背动脉未见异常。⑮双侧足底动脉未见异常。

●糖代谢指标：糖代谢相关检查：血清果糖胺294.3mmol/L，糖化血红蛋白5.2%。

●垂体：垂体激素全套（化学发光法）：生长激素0.05ng/mL，泌乳素0.48ng/mL，卵泡刺激素2.4mIU/mL，促黄体生成素0.3mIU/mL，雌二醇13.5pg/mL，孕酮＜0.12ng/mL，睾酮＜5ng/dL。垂体+下丘脑MRI 平扫+增强：垂体菲薄，贴于鞍底，神经垂体可见，请结合临床，综合分析。

●肾上腺：肾上腺素皮质激素全套（发光法）：皮质醇（8am、4pm、12pm）：600ng/mL、＞600ng/mL、＞600ng/mL；促肾上腺皮质激素（8am、4pm、12pm）：0.86pg/mL、＞0.81pg/mL、＞0.61pg/ mL；血浆肾素活性全套：醛固酮81.70pg/mL。

●甲状腺：甲状腺功能测定7项：三碘甲状腺原氨酸＜0.20ng/mL，甲状腺素＜0.91μg/dL，游离三碘甲状腺原氨酸1.10pg/mL，游离甲状腺素＜0.40ng/mL，促甲状腺激素1.120μIU/mL。甲状腺彩超：①甲状腺体积稍小声像（请结合甲功全套）。②双颈Ⅰ～Ⅲ区内可见多个淋巴结。

●骨代谢：25-羟维生素D 41.16nmol/L，降钙素＜0.500pg/mL，钙2.40mmol/L，无机磷0.23mmol/L。

●乳腺超声：①双乳乳腺增生症。②双侧腋下组多个淋巴结可见。

●妇科超声：①宫腔少量积液。②双侧输卵管增粗（炎性可能）。③盆腔积液。④尿潴留。

●抗磷脂抗体ELISA6 项（C）：抗心磷脂抗体IgM 61.646U/mL，结核感染T细胞检测：阴性（-），抗核抗体、类风湿相关因子阴性。

●心脏彩超：①左室收缩功能指标正常。②少量心包积液。

> 诊治经过

入院后患者休克、血压低、严重电解质紊乱、低钠、低氯、低钾血症，考虑为垂体危象，予氢化可的松针静滴补充激素、多巴胺持续泵入维持血压、谷胱甘肽+多烯磷脂酰胆碱保肝、左甲状腺素补充甲状腺素、呋塞米注射液消水肿、他唑巴坦钠抗感染，奥美拉唑钠护胃、补液等对症支持治疗，患者病情较前好转，神志恢复，饮食正常，电解质正常，血压正常。患者有产后大出血，产后无乳，结合患者下丘脑—垂体—靶腺轴功能检测，患者的肾上腺轴、甲状腺轴、性腺轴均有功能减退，考虑患者存在腺垂体功能减退症，在垂体危象缓解后，氢化可的松针逐渐减量停药，改为泼尼松片10mg po tid（每日3次），然后逐渐减量至生理量。在患者皮质功能低下情况改善后，再加用小剂量左甲状腺素片治疗中枢性甲减。

> 诊断

垂体危象、席恩综合征、低钠血症、低钾血症、低血糖、双肺坠积性肺炎、中枢性甲状腺功能减退症、多浆膜腔积液（胸腔、心包、盆腔）、心肌酶谱异常、肝损伤（肝功能损伤）、轻度贫血、低氯血症、低钙血症、凝血功能异常、肺结节、乳腺增生。

> 治疗及随访

正常饮食，注意休息，避免着凉、劳累。嘱：醋酸泼尼松片5mg po tid餐后服用，左甲状腺素钠12.5μg（1/4片）po qm（每早1次）。3～7天后复查血电解质、BNP、心肌酶谱、血糖、尿常规、肝功能、肾功能、凝血功能+纤溶系统，1个月后复查血脂、垂体激素、肾上腺皮质激素全套、甲状腺激素、骨代谢全套，定期至内分泌科门诊复诊调药；3～6个月后复查妇科超声、乳腺超声、心脏彩超，妇科、乳腺外科、心内科门诊复诊。

【解析】

垂体前叶功能减退症（hypopituitarism）又称腺垂体功能减退症。主要病因：垂体缺血性坏死，垂体及下丘脑或附近肿瘤，先天性腺垂体发育不全，垂体感染、放射性、外伤、手术等损伤，空泡蝶鞍综合征。

临床表现：累及的各个靶腺的功能减退。包括：①促性腺激素分泌不足为最常见的临床表现。女性表现为闭经、产后无乳汁分泌、不孕、性欲减退。男性为性欲减退，第二性征退化。②促甲状腺激素分泌不足：表现类似原发性甲减，如疲乏无力、怕冷、记忆力下降、毛发稀疏等。③促肾上腺皮质激素分泌不足：表现为乏力、食欲下降、血钠血压偏低。④生长激素缺乏：儿童生长激素缺乏表现为身材矮小（见本章第三节“身材矮小”）。

治疗：按照缺什么补什么，缺多少补多少的原则进行。首先补充糖皮质激素，其次补充甲状腺激素，最后根据患者需求补充性激素。根据激素水平调整药物用量。

知识拓展

靶腺功能评估流程（图 1-2）

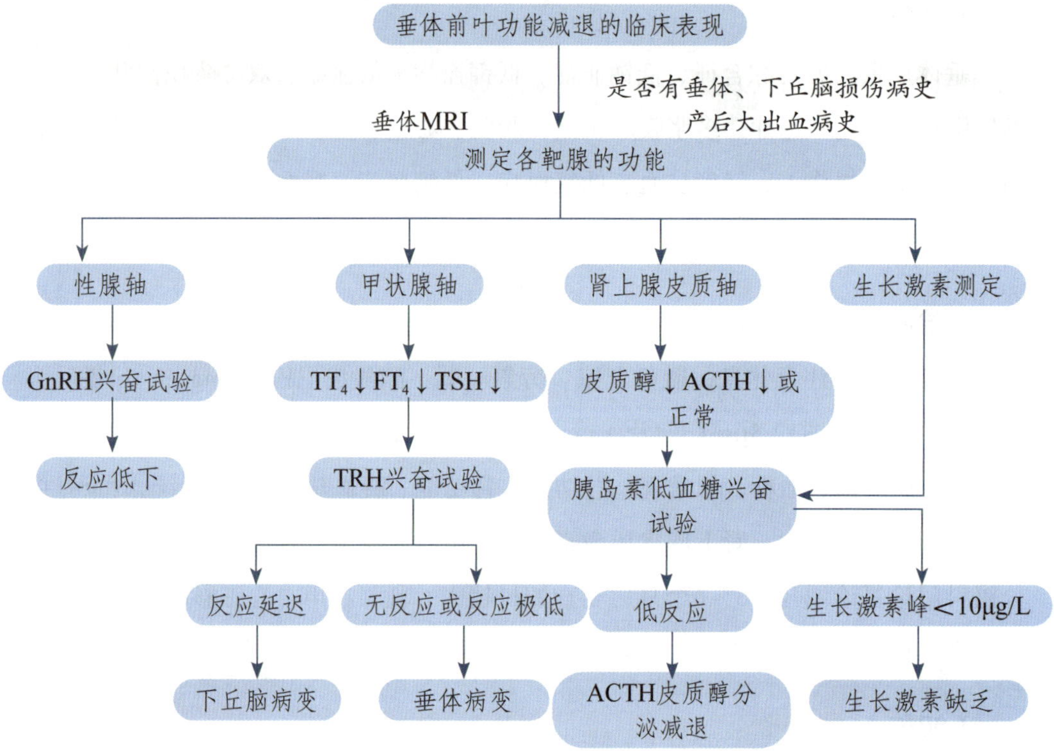

图 1-2　靶腺功能评估流程图

参考文献

[1] Fleseriu M, Christ-Crain M, Langlois F, et al. Hypopituitarism[J]. The Lancet, 2024(10444): 403.

[2] 徐玉善，江艳．内分泌常见疾病诊断思路及试验流程简析[M]．昆明：云南科技出版社，2021.

第三节　身材矮小

【病例】

> 基本信息

女性患儿，7岁，学生。

> 主诉

发现生长迟缓2年。

> 现病史

患儿足月剖宫产，母亲妊娠时无特殊药物使用史，父母非近亲结婚。混合喂养，4个月龄后添加辅食。4个月会抬头，7个月会坐，12个月会说话，14个月会走路。2年前其母亲发现患儿较同龄人矮4～5cm，患儿每年身高平均增长3～5cm，未诊治。患儿目前腋毛、阴毛未生长，智力正常，无皮肤色素沉着、异常毛发生长及特殊面容。患儿父亲身高176cm，母亲身高153cm，靶身高152～164cm，患儿目前身高119cm，在−1SD和−2SD之间。现为进一步诊治，门诊以“矮小症”收住入院，病程中精神、饮食、睡眠可，大、小便如常，近期体重无明显增减。

> 既往史、个人史、婚育史、家族史

平素健康状况良好，无慢性疾病。未婚未育，月经未来潮。家族史：无特殊。

> 体格检查

T：36.5℃。P：107次/分。R：20次/分。BP：84/59mmHg。身高：119cm（在−1SD和−2SD之间）。体重：20kg。BMI：14.12kg/m^2。腰围：58cm。臀围：58cm。腰臀比：1.0。一般情况可，体型偏瘦，双肺呼吸音清，未闻及干、湿啰音。心率107次/分，律齐，各瓣膜听诊区未闻及杂音。腹软，无压痛，肝脾肋下未触及，肠鸣音正常。脊柱、四肢未见异常，四肢关节活动可。双下肢无水肿。生理反射存在，病理反射未引出。Tanner分期：1期。

> 辅助检查

●血常规：白细胞5.27 × 10^9/L，血红蛋白124g/L，血小板178 × 10^9/L。

●血生化：白蛋白45.9g/L，AST 28IU/L，ALT 17.8IU/L，ALP 131.7IU/L，肌酐41.7μmol/L，尿酸288.6μmol/L，钾4.02mmol/L，钠142.40mmol/L，钙2.47mmol/L，磷1.40mmol/L。糖化血红蛋白5.4%。

●垂体激素：生长激素0.14ng/mL，泌乳素9.3ng/mL，促卵泡生成素3.04mIU/mL，促黄体生成素0.28mIU/mL，雌二醇10pg/mL，孕酮0.30ng/mL，睾酮5ng/dL。

●25-羟维生素D：83.40nmol/L。

●甲状腺功能：T3 2.22ng/mL，T4 104 ng/mL，FT3 4.67pg/mL，FT4 14.70pg/mL，TSH 2.99μIU/mL，TMAb 7.7%，TGAb 24.80%。

●ACTH（8am）11.23pg/mL。

●皮质醇（8am）106.5ng/mL。

●生长激素激发试验，0min、30min、60min、90min、120min：0.13μg/L、0.19μg/L、0.248μg/L、7.35μg/L、5.76μg/L。

●染色体：46，XX。

●骨龄片：R系列骨龄5岁8个月，C系列骨龄5岁0个月（测评方法：RUS-CHN方法）。双膝关节骨质结构未见明显异常。

●胸部后前位片：肺内未见明显确切性病变。心、双膈未见明显异常。

●甲状腺彩超：甲状腺未见明显异常声像，双颈可见多个淋巴结，其中个别淋巴结肿大（建议隔期复查）。

●妇科超声（经腹）：右侧卵巢可见卵泡。

●肝胆胰脾肾超声：肝脏、胆囊、胆管显示段、胰腺、脾脏、双肾未见明显异常。

●心脏彩超：二维超声心动图及彩色血流检查正常。

●垂体MRI平扫+增强：垂体高度约5.7mm，其内未见确切占位。

> 诊治经过

入院后治疗经过：患儿入院后完善生长激素激发试验，提示生长激素部分缺乏，患儿身高在-1SD和-2SD之间。与患儿家属沟通病情，患儿家属表示同意使用生长激素治疗。

> 诊断

矮小症。

> 治疗及随访

早睡，保证充足睡眠；多晒太阳，多参加户外运动；均衡饮食；皮下注射重组人生长激素0.15μ/（kg·d）；监测身高、体重；内分泌科随访。

【解析】

身材矮小症（dwarfism）是指各种原因引起的生长发育障碍。正常情况下儿童身高增长参考标准：①3岁以下每年增长幅度>7cm。②3岁～青春期每年增长幅度>4～5cm。③青春期每年增长幅度>5.5～6cm。

病因：GH–IGF–1轴异常，包括下丘脑—垂体的发育异常、结构损害或合成分泌异常；特发性生长激素缺乏症（GHD）。

临床表现：身高低于同种族、同年龄、同性别的平均身高2个标准差（–2SD），或低于第3百分位数，年生长速率<–2SD至–1SD。

治疗及随访：病因治疗，身材矮小的患者应积极寻找病因，并进行对因治疗。①日常营养和充足睡眠与正常的生长发育关系密切，此外，在精神心理性因素、肾小管酸中毒等相关因素被消除后，其身高增长率可见改善。②甲状腺功能减退者给予左甲状腺素片治疗。③生长激素替代治疗：目前生长激素制剂有粉剂、水剂和长效制剂三种。给予GHD患者0.1～0.15μ/（kg·d），睡前皮下注射。对青春发育期患者、Turner患者、小于胎龄儿、特发性矮身材和某些部分性GHD患者的应用剂量为0.15～0.20μ/（kg·d），每周0.35～0.46mg/kg（注：WHO标准生长激素1mg=3.0U）。长效生长激素每周注射1次，0.2mg/kg。需要根据不同的个体情况，进行后续剂量调整。建议将血清胰岛素样生长因子–1（IGF–1）水平测量作为检测依从性指标，IGF–1水平与生长激素剂量相关，如果IGF–1水平超出实验室定义的年龄或青春期正常值范围，建议减少生长激素剂量。如果患者每年身高增长速度低于2～2.5cm，推荐停止生长激素治疗。第一年疗效最显著，身高增长约12cm，次年略有下降。青春发育后期或骨龄近闭合疗效差。疗程通常不宜短于1～2年，可持续治疗至骨骺愈合为止。

知识拓展——生长激素兴奋试验

胰岛素低血糖兴奋生长激素试验

● 原理：低血糖刺激脑内葡萄糖受体，激活单胺神经元通过α2-受体促进生长激素释放激素GHRH分泌，同时抑制生长抑素分泌。该试验还可以同时判断腺垂体ACTH的储备功能，判断是否存在生长激素缺乏，但不能鉴别病变部位。

● 方法：①禁食（不禁水）过夜、卧床休息、清晨空腹。②建立静脉通道，1h后静脉注射普通胰岛素［0.1～0.15U/kg，加入2mL生理盐水（0.9%氯化钠溶液）中］。③分别于试验前30min、试验时（0min）、试验后（15min、30min、45min、60min、90min、120min）抽血测血糖和生长激素，可同时加测ACTH和皮质醇。④多数患者在注射胰岛素30min左右出现低血糖症状，血糖≤2.8mmo/L或比注射前血糖降低50%以上时，即可抽血。⑤如试验后45min仍未出现低血糖症状或血糖未降到2.8mmol/L以下，可再次静注6～10U，并按上述方法抽血，或择日再次试验（根据患者体重等情况增加胰岛素剂量，可到0.2～0.3U/kg）。

● 结果判断：①正常人：生长激素峰值一般出现在注射胰岛素后45～60min，峰值应>10μg/L，常在25～30μg/L，血浆皮质醇水平应上升到550nmol/L以上，正常儿童峰值>7μg/L。②反应低下情况分为两种。一种属于完全性生长激素缺乏：刺激后生长激素峰值<5.0μg/L（儿童<3.0μg/L）；另一种是不完全性生长激素缺乏：5～10μg/L（儿童3～7μg/L）。

● 注意事项：①试验成功标准：静脉血糖<2.8mmo/L或比注射前血糖降低50%以上，可伴有或不伴有典型低血糖症状。②整个试验过程中需要严密观察患者神志、脉搏和血压变化，必要时使用心电监测。试验成功后静脉推注50%葡萄糖或输入5%～10%的葡萄糖液纠正低血糖，此时输葡萄糖不影响后续时间点的抽血测定，应继续按方案进行。③试验时须有医护监测，过程中如出现严重低血糖导致心绞痛、休克或意识丧失等，应立即终止试验，静推50%葡萄糖60mL，如不能恢复，则静脉注射胰高血糖素0.5～1mg。④60岁以上患者应评估其试验的风险，行心功能监测。⑤相对禁忌证：原发或继发性肾上腺皮质功能低下者，若必须行此试验则需补充生理剂量肾上腺皮质激素，并严密监测。⑥禁忌证：患有癫

痫、精神异常、未纠正的严重甲减和肾上腺皮质功能减退症、缺血性心脏病、胰岛素过敏等情况者，不能耐受此试验。

精氨酸兴奋生长激素试验

●原理：精氨酸通过抑制生长抑素的分泌而兴奋垂体生长激素分泌。该试验可用于评估腺垂体生长激素储备功能，判断是否存在生长激素缺乏。

●方法：①禁食过夜、卧床休息、清晨空腹。②盐酸精氨酸0.5g/kg（最大量20g）溶于150～200mL生理盐水中，在30min内静滴完毕。③在试验前15min、试验时（0min）、试验后（30min、60min、90min、120min）分别采血测生长激素。

●结果判断：①正常人：生长激素常在25～30μg/L，峰值应>10μg/L，约出现于静滴精氨酸30～60min；正常儿童峰值在20～60min，应>7μg/L或比基础值升高3倍。②反应低下情况分为两种。一种属于完全性生长激素缺乏：刺激后生长激素峰值<5μg/L（儿童生长激素峰值<3μg/L）。另一种是不完全性生长激素缺乏：刺激后生长激素峰值5～10μg/L（儿童生长激素峰值3～7μg/L）。

注意事项：不适用于肾衰竭、糖尿病合并酸中毒及肝病患者。

左旋多巴兴奋生长激素试验

●原理：左旋多巴在体内可转化为多巴胺，经过下丘脑作用间接刺激生长激素分泌。该试验用于评估患者体内生长激素状态，判断是否存在生长激素过度分泌情况。

●方法：①8pm后禁食，次日晨于卧床情况下进行。②口服左旋多巴。剂量：体重>30kg者服用500mg，体重15～30kg者服用250mg，体重<15kg者服用125mg。③于试验前30min、试验时（0min）、试验后（30min、60min、90min、120min）分别采血测生长激素。

●结果判断：①正常儿童生长激素峰值>7μg/L，出现在试验后90min。②生长激素缺乏儿童生长激素峰值<3μg/L。③生长激素部分缺乏儿童生长激素峰值3～7μg/L。

注意事项：①试验中部分患者出现头晕、恶心、呕吐等现象，对症处理即可。②试验期间不要进食，避免剧烈活动。

身材矮小诊断流程（图 1-3）

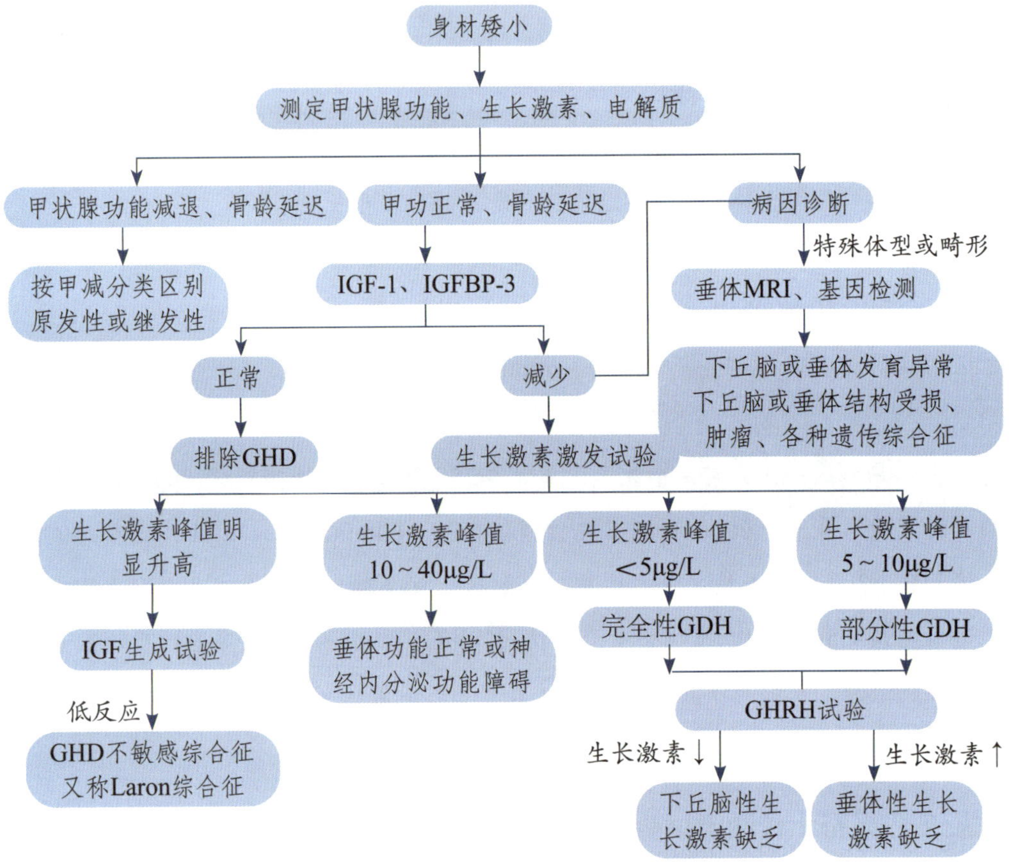

图 1-3　身材矮小诊断流程

参考文献

[1] Allen D B, Cuttler L . Clinical practice. Short stature in childhood—challenges and choices[J]. N Engl J Med, 2013, 368(13): 1220-1228.

[2] Sklar C A, Zoltan A, Wassim C, et al. Hypothalamic—Pituitary and growth disorders in survivors of childhood cancer: an endocrine society clinical practice guideline[J]. The Journal of Clinical Endocrinology & Metabolism, 2018(8): 8.

[3] Grimberg A, Divall S A, Polychronakos C, et al. Guidelines for growth hormone and insulin-like growth factor-I treatment in children and adolescents: growth hormone deficiency, idiopathic short stature, and primary insulin-like growth factor-I deficiency[J]. Horm Res Paediatr, 2016, 86(6): 361-397.

[4] 中华医学会内分泌学分会性腺学组. 特纳综合征诊治专家共识[J]. 中华内分泌代谢杂志, 2018, 34(3): 6.

[5] 中华医学会儿科学分会内分泌遗传代谢学组. 矮身材儿童诊治指南[J]. 中华儿科杂志, 2008, 46(6): 428-430.

[6] 徐玉善, 江艳. 内分泌常见疾病诊断思路及试验流程简析[M]. 昆明: 云南科技出版社, 2021.

第四节　垂体泌乳素瘤

【病例】

> 基本信息

男性患者，15岁，学生。

> 主诉

垂体瘤术后5个月余。

> 现病史

患者于5个月前因视物模糊被诊断为“垂体瘤”，在某医院神经外科住院治疗，于2022年7月19日在全麻下行垂体瘤切除术，术后曾出现脑脊液鼻漏，术后病检提示：PRL（+），垂体腺瘤。予对症、支持治疗，病情好转出院。院外口服泼尼松片15mg起始，每2周减量1片至停药，停药2周后出现乏力、胸闷、呼吸困难，再次至该医院神经外科就诊，予对症治疗后好转出院。院外口服泼尼松片15mg、溴隐亭1片治疗。2022年11月至该医院内分泌科就诊，完善相关检查，垂体激素：泌乳素94.7ng/mL，皮质醇（8am）58.43ng/mL，ACTH 17.86pg/mL。予调整泼尼松片为7.5mg，每周减半片至停药，溴隐亭调整为1片半口服治疗。门诊以“垂体瘤”收住入院，病程中患者精神、饮食、睡眠尚可，二便如常，体重无明显变化。

> 既往史、个人史、婚育史、家族史

患者平素体健，无不良嗜好。否认心脑血管、肺、肾、其他内分泌系统等重要脏器疾病史、传染病史及家族遗传病史。未婚未育。

> 体格检查

T：36.5℃。P：114次/分。R：21次/分。BP：115/80mmHg。身高：157cm。体重：67kg。BMI：27.2kg/m^2。一般情况可，体型偏胖，神清，对答切题，查体合

作，巩膜无黄染，双侧瞳孔等大、等圆，对光反射灵敏，颈软，无抵抗，咽无充血，扁桃体无肿大，双侧甲状腺未触及肿大，双乳无触发性溢乳，心肺查体无特殊，腹膨隆，腹部可见散在紫纹，腹软，无压痛及反跳痛。脊柱无畸形。双侧大腿可见散在紫纹。双下肢无水肿，皮温正常，无肌萎缩。生理反射存在，病理反射未引出。腋窝、外阴无腋毛、阴毛分布，阴茎长约3.5cm，可触及右侧睾丸，大小约3mL，左侧睾丸未触及。

> 辅助检查

● 尿常规：酮体（–），尿比重1.022，尿蛋白（–）。

● 血常规：白细胞5.88 × 10^9/L，血红蛋白123g/L，血小板456 × 10^9/L。

25–羟维生素D 44.72nmol/L。

● 血生化：白蛋白39.3g/L，AST 20.90IU/L，ALT 27.70IU/L，肌酐43.5μmol/L，尿酸371μmol/L，空腹血糖4.37mmol/L，三酰甘油0.97mmol/L，低密度脂蛋白胆固醇3.29mmol/L，钾3.85mmol/L，钠144.6mmol/L，氯109.90mmol/L，钙2.33mmol/L，磷1.70mmol/L，镁0.84mmol/L。糖化血红蛋白5.1%。

● 垂体激素：生长激素＜0.05ng/mL，泌乳素＞376ng/mL，促卵泡生成素0.57mIU/mL，促黄体生成素0.37mIU/mL，雌二醇19pg/mL，孕酮0.23ng/mL，睾酮9ng/dL。

● 甲状腺功能：T3 1.49ng/mL，T4 57.40ng/mL，FT3 3.13pg/mL，FT4 9.63pg/mL，TSH 1.13μIU/mL，TMAb 7.55%，TGAb 20.70%，TRAb 0.25IU/L。

● ACTH节律（8am、4pm、12pm）：9.39pg/mL、20.09pg/mL、1.97pg/mL。COR节律（8am、4pm、12pm）：22.59ng/mL、39.65ng/mL、2.86ng/mL。

● 生长激素激发试验（0min、30min、60min、90min、120min）：生长激素＜0.030μg/L、0.033μg/L、0.032μg/L、0.044μg/L、0.042μg/L。

● GnRh兴奋试验：FSH（0min、30min、60min、90min、120min）：0.17mIU/mL、1.06mIU/mL、1.73mIU/mL、1.85mIU/mL、1.54mIU/mL。LH（0min、30min、60min、90min、120min）：0.02mIU/mL、2.30mIU/mL、2.47mIU/mL、2.14mIU/mL、2.66mIU/mL。

● hCG兴奋试验：睾酮（基础、用药后24h、用药后48h、用药后72h）：0.21ng/dL、

0.39ng/dL、1.69ng/dL、3.34ng/dL。

● 外周血染色体核型分析：46，XY。

● 甲状腺彩超、消化系统超声、心脏彩超未见明显异常。

● 泌尿系彩超示：双侧睾丸及附睾未见明显异常声像。

● 骨龄片：R系列骨龄13岁6个月，C系列骨龄12岁7个月。

● 双膝X线片：骨骺线未完全闭合，右股骨远端内侧稍低密度影，偏良性，疑纤维性骨皮质缺损。

● 肾上腺CT平扫+增强：未见明显异常。

● 垂体MRI平扫+增强：鞍区术后改变同前，蝶窦异常信号改变大致同前，为炎症可能。

> 诊治经过

患者以“垂体瘤术后5个月余”入院。既往曾行垂体瘤切除术，术后病检提示：PRL（+），垂体腺瘤。腋窝、外阴无腋毛、阴毛分布，阴茎长约3.5cm，可触及右侧睾丸，大小约3mL，左侧睾丸未触及。依据病史、症状、体征，初步诊断考虑：泌乳素瘤术后。入院后完善三大常规、血生化、OGTT、ACTH-COR节律、糖化血红蛋白、甲功、性激素、心电图、心脏彩超、胸部CT、腹部彩超、垂体MRI、骨龄片等相关检查。患者生长发育迟缓，予完善生长激素激发试验、促性腺激素释放激素兴奋试验及人绒毛膜促性腺激素兴奋试验协助诊治。

入院后查泌乳素仍高于正常，调整方案，给予溴隐亭5mg po qd（每日1次）治疗。生长激素激发试验显示生长激素完全缺乏，但患者有垂体瘤病史，目前泌乳素未完全控制，暂不考虑给予生长激素治疗。

> 诊断

泌乳素瘤、生长发育迟缓、垂体瘤术后。

> 治疗及随访

溴隐亭5mg po qd。1个月后复查PRL。内分泌科随访。

【解析】

泌乳素（催乳素）在腺垂体产生。高泌乳素血症是指持续血清泌乳素（prolactin，PRL）水平增高的一系列的病理生理改变。正常泌乳素水平：男性1～20μg/L(ng/mL)，女性1～25μg/L（ng/mL）。高泌乳素血症最常见的原因是泌乳素瘤，100～200μg/L应考虑泌乳素瘤；而泌乳素瘤往往高于200μg/L；当PRL高于300μg/L时，结合垂体磁共振的改变可确诊泌乳素瘤；若PRL小于100μg/L，则应该排外其他原因导致的高泌乳素血症。

泌乳素瘤是最常见的垂体神经内分泌肿瘤，多为良性肿瘤（占比>98%）。然而，一些罕见的恶性病例也有报告。泌乳素是唯一一种血清水平可能与肿瘤大小相关的垂体激素，泌乳素瘤是唯一以药物治疗为主的垂体肿瘤。

高泌乳素血症的原因：①生理性高泌乳素血症：可因睡眠、运动、妊娠、哺乳、性生活、应激等情况导致。②药物性高泌乳素血症：可因麻醉药、抗惊厥药、抗抑郁药、抗组胺药、降压药、胆碱能激动剂、儿茶酚胺耗竭剂、多巴胺受体拮抗剂、多巴胺合成抑制剂、雌激素（口服避孕药、口服避孕药撤退）、抗精神病药物、阿片类药物和阿片拮抗剂等导致。③病理性高泌乳素血症分为三种。下丘脑垂体柄受损：肉芽肿、浸润性病变、放疗、创伤（垂体柄受损）、鞍上手术、肿瘤（颅咽管瘤、生殖细胞瘤、下丘脑转移瘤、脑膜、鞍上垂体肿瘤）等。垂体疾病：肢端肥大症、特发性、淋巴细胞性垂体炎、其他大腺瘤（压迫性）、巨大催乳素血症、多种激素腺瘤、泌乳素瘤、手术、创伤等。系统性疾病：胸部（胸壁创伤、手术、带状疱疹）、慢性肾功能不全、肝硬化、头颅放疗、癫痫发作、多囊卵巢综合征等。

临床表现：泌乳素抑制下丘脑GnRH以及垂体促性腺激素（LH和FSH）的分泌，因此泌乳素过度产生可导致男性和女性的低性激素水平（继发性/低促性腺激素性性腺功能减退症）。绝经前女性高泌乳素血症的临床症状主要有：月经紊乱、月经稀发或闭经（最常见症状）、不育、溢乳（25%～40%）、低骨密度。大腺瘤的压迫症状/占位效应：在绝经后妇女中，由于雌激素水平已经很低，压迫症状通常是首发症状，如头痛，视力受损（视力丧失——通常为双颞侧偏盲、复视）。垂体功能减退表现（继发性甲状腺功能减退、继发性肾上腺功能不全）。男性泌乳素瘤可能不会引起任何明显的激素症状，尤其是老年男性，而泌乳素大腺瘤则可因其占位效应而被发现。在较年轻的男性中，泌乳素瘤可通过继发性性腺功能减退（促性腺激素分泌不足）引起症状，如阳痿、不育、勃起功能障碍和低骨密度。很少出现男性乳房发育症（男性乳腺组织的良性增大），也很少会观察到溢乳。在严重的情况下，肿瘤可以浸润海绵窦导致脑神经麻痹，甚至升高颅内压。

治疗及随访：多巴胺激动剂是泌乳素瘤治疗的首选药物。因为这类药物可有效使泌乳素微腺瘤和泌乳素大腺瘤中的泌乳素水平正常化，并可有效缩小肿瘤大小，从而减轻包括视野缺损在内的占位效应。溴隐亭是第一种用于治疗泌乳素瘤的多巴胺激动剂。其平均日剂量在2.5～10 mg。由于其容易引起急性呕吐，可能与体位改变有关，可能出现恶心和头痛，因此应在晚上服用。此外，其副作用也可能包括便秘。垂体MRI通常在神经外科手术干预后3～6个月内进行。接受多巴胺激动剂治疗的患者，垂体MRI检查通常每年进行1次。

知识拓展

胃复安兴奋试验

●原理：胃复安（甲氧氯普胺）是多巴胺受体的拮抗剂，可作用于下丘脑和垂体，促使PRL释放。

●方法：①禁食过夜，空腹，胃复安10mg口服或肌注或在1min内静脉注射。②口服法分别于试验时（0min）、试验后（30min、60min、90min、120min）测血PRL。③静注和肌注法于试验时（0min）、试验后（15min、30min、45min、60min）测血PRL。

●结果判断：①正常人峰值/基值升高>3倍（大多为5～10倍），口服法峰值出现在30～60min，静注和肌注法峰值出现在15～30min。有三种反应类型：正常反应的峰值/基值>3，低钝反应的峰值/基值为2～3，阴性反应的峰值/基值<2。②单纯性和功能性泌乳多为正常反应。③不完全性腺垂体功能减退呈低钝反应。④完全性腺垂体功能减退呈阴性反应。⑤泌乳素瘤多为低钝反应，虽然增长的绝对值较正常人为高，但峰值/基值<1.5。

泌乳素升高诊断流程（图 1-4）

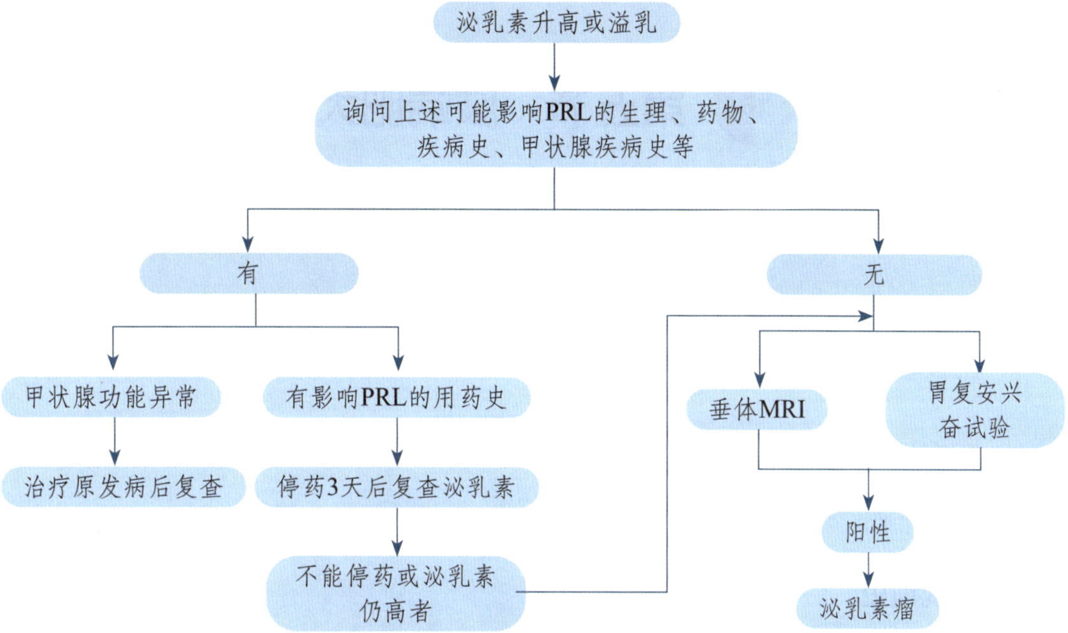

图 1-4 泌乳素升高诊断流程

参考文献

[1] 中华医学会妇产科学分会内分泌学组. 女性高催乳素血症诊治共识[J]. 中华妇产科杂志, 2016, 51(3): 161-168.

[2] 中国垂体腺瘤协作组. 中国垂体瘤卒中诊治专家共识[J]. 临床神经外科杂志, 2022, 19(6): 601-608.

[3] 徐玉善, 江艳. 内分泌常见疾病诊断思路及试验流程简析[M]. 昆明: 云南科技出版社, 2021.

第五节 肢端肥大

【病例】

> 基本信息

男性患者，40岁。

> 主诉

反复头痛、肢端肥大4年，垂体瘤术后2年。

> 现病史

患者4年前无明显诱因反复出现头痛不适，逐渐出现面容及其他身体改变，如鼻翼肥大、手指增粗、足变大、舌体变大、无视物模糊、视野缺损、眼球运动障碍，无溢乳、多尿，无恶心、呕吐、纳差等不适。2年前于某市三甲医院神经外科就诊，垂体MRI示：鞍区占位，大小约1.6cm × 1.2cm × 1.3cm，IGF–1值为1404ng/mL。后至某上级医院住院治疗，于2019年5月20日行经鼻蝶垂体瘤切除术，病理结果为“生长激素瘤”，术后未服用相关药物。术后患者偶有头痛，肢端及面容未再改变，无视物模糊、视野缺损、多尿、食欲改变等不适。术后1个月复查垂体MRI示：脑垂体形态、大小未见异常，脑垂体左侧斑片状偏低信号，多考虑术后表现。1年前患者复查垂体MRI显示：垂体微腺瘤术后表现。垂体激素：生长激素0.16ng/mL，泌乳素7.9ng/mL，促卵泡生成素8.65mIU/mL，促黄体生成素6.15mIU/mL，雌二醇10pg/mL，孕酮0.12ng/mL，睾酮204ng/dL，IGF–1 626ng/mL。现患者仍偶有头痛不适，为进一步系统诊治，门诊以“肢端肥大症”收住入院。病程中患者精神、饮食、睡眠可，大、小便如常，体重较前无明显变化。

> 既往史、个人史、婚育史、家族史

否认心脑血管、肺、肾、其他内分泌系统等重要脏器疾病史及传染病史。否认外伤及输血史。否认食物药物过敏史。出生于云南普洱，否认烟、酒等不良嗜好。

否认家族中有遗传性疾病史及类似疾病。

> 体格检查

T：36.4℃。P：70次/分。R：18次/分。BP：117/77mmHg。身高：181cm。体重：87kg。BMI：26.56kg/m^2。腰围：92cm。臀围：106cm。腰臀比：0.87。一般情况可，鼻翼肥厚，唇增厚，舌体大，颧骨突出，营养中等，神清，对答切题，查体合作，咽无充血，扁桃体无肿大，既往史未提手术史。甲状腺未触及肿大。胸廓正常，既往史未提手术史。双肺呼吸音清，未闻及干、湿啰音，心率70次/分，律齐，未闻及杂音，腹软，无压痛及反跳痛。脊柱无畸形，双下肢无水肿，皮温正常，无肌萎缩。生理反射存在，病理反射未引出。

> 辅助检查

● 血生化：ALT 20.90IU/L，AST 17.3IU/L，肌酐70.3μmol/L，尿酸354.7μmol/L，三酰甘油1.43mmol/L，总胆固醇4.44mmol/L，低密度脂蛋白胆固醇2.50mmol/L，高密度脂蛋白胆固醇1.52mmol/L，钾3.65mmol/L，钠146.20mol/L，钙2.32mmol/L，磷1.24mmol/L。糖化血红蛋白5.3%。

● 垂体激素：生长激素1.56ng/mL，泌乳素7.6ng/mL，促卵泡生成素6.56mIU/mL，促黄体生成素5.22mIU/mL，雌二醇28pg/mL，孕酮0.19ng/mL，睾酮264ng/dL。

● ACTH节律（8am、4pm、12pm）：7.8pg/mL、6.76pg/mL、2.42pg/mL。COR节律（8am、4pm、12pm）：198.9ng/mL、83.17ng/mL、45.27ng/mL。

● 25-羟维生素D：82.72nmol/L。

● 肿瘤标志物筛查未见明显异常。

● 甲状腺功能：T3 1.25ng/mL，T4 80.65ng/mL，FT3 2.93pg/mL，FT4 15.10pg/mL，TSH 0.87μIU/mL，TMAb 1.16%，TGAb 7.08%。

● IGF-1 412.04ng/mL。

● 高糖抑制试验［生长激素（0min、30min、60min、90min、120min）］：1.940ng/mL、2.170ng/mL、2.790ng/mL、4.0ng/mL、2.070ng/mL。

● 垂体MRI：垂体术后改变，左份片状强化减低区。

● 心脏彩超：室间隔增厚。

● 甲状腺彩超：甲状腺双侧叶多发实性及囊实混合性结节（TI-RADS-3类）。

●胸部CT：双肺多个微小结节。

●腹部彩超：胆囊息肉样病变，肝脏、胆管显示段、胰腺、脾脏、双肾未见明显异常声像。

> 诊治经过

患者IGF-1、生长激素高，结合病史考虑垂体生长激素瘤所致肢端肥大症，予奥曲肽微球抑制生长激素分泌。

> 诊断

肢端肥大症、垂体瘤术后、甲状腺结节、肺结节。

> 治疗及随访

1个月后复查垂体MRI、生长激素水平、高糖抑制试验。

【解析】

肢端肥大症是由于各种原因导致体内生长激素分泌过多，从而引起全身多系统的改变。常见的病因是分泌生长激素的垂体瘤或垂体生长激素细胞增生所致。

临床表现：过多的生长激素分泌发生在骨骺未闭合时，表现为巨人症（身高明显高于同年龄、同性别者，超过正常范围的2SD）；若发生在骨骺闭合后则表现为肢端肥大症。患者可表现为鼻大唇厚、手足增大、皮肤增厚、多汗和皮脂腺分泌过多、头皮多皱褶、头形变长、眉弓突出、前额斜长、下颚前突、有齿疏和反咬合、枕骨粗隆增大后突、桶状胸和驼背等改变，且伴有一系列内分泌代谢紊乱表现，包括胰岛素抵抗、糖耐量减低或糖尿病、血脂异常、高血压、电解质紊乱、高尿钙、1,25-二羟维生素D_2升高、甲状旁腺功能亢进，女性出现闭经、泌乳、不孕，男性出现性功能障碍。肿瘤压迫周围组织会出现局部压迫症状，如头痛、视野缺损、颅内压增高等。软组织、骨和软骨过度增生，常伴随血压、血糖、血脂、电解质等代谢紊乱。

治疗的目标包括生化缓解和临床控制两个方面。生化缓解：①血清生长激素水平下降至空腹或随机生长激素＜1.0μg/L（如生长激素＞1.0μg/L，需行OGTT-GH抑制试验），OGTT-GH谷值＜1.0 μg/L。②血清IGF-1水平下降至与年龄和性别匹配的正常范围内。临床控制：①腺瘤消除或者缩小，并防止其复发。②肢大的临床表现和并发症（特别是心血管、呼吸系统和代谢并发症）得到改善。③尽量保留腺垂体功能，已有腺垂体功能减退的患者应给予相应靶腺激素的替代治疗。

手术、放疗和药物是肢端肥大症的治疗方法。需兼顾治疗的安全性、疗效的最大化及垂体功能的保护，结合患者的具体情况制定个体化治疗方案。

知识拓展

口服葡萄糖抑制生长激素试验

●原理：下丘脑GHRH神经元上有调节生长激素分泌的糖受体，葡萄糖负荷后，通过糖受体抑制GHRH分泌或兴奋生长抑素的分泌来减少垂体生长激素分泌。该试验可评估体内生长激素状态，判断是否存在生长激素过度分泌，用于巨人症和肢端肥大症的诊断。

●方法：禁食，卧床过夜，次日7—8am进行试验。成人：无水葡萄糖粉75g（或含一分子水葡萄糖83g）溶于温水，总量约250～300mL，5～10min内喝下。儿童：服糖量1.75g/kg，无水葡萄糖粉不超过75g，含一分子水葡萄糖不超过83g。于试验时（0min）、试验后（30min、60min、90min、120min、180min）分别采血测血糖和生长激素。

●结果判断：①正常人服糖后生长激素值下降，多数情况在服糖后60min左右低于1μg/L。②肢端肥大症或巨人症存在四种情况。第一种为生长激素自主性分泌，不完全受高血糖所抑制；第二种为部分受抑制，生长激素值抑制>50%，但仍大于1μg/L；第三种为生长激素在基础值的50%以内波动（约50%患者），不受抑制；第四种为生长激素反常升高（20%患者），超过基础值的50%。③儿童可能因服糖后出现反应性低血糖，导致生长激素升高。④库欣综合征、神经性厌食、甲亢、糖尿病、营养不良和少数青春期儿童者常出现生长激素不受抑制的情况，急性疾病、肝脏衰竭及慢性肾脏功能衰竭等患者生长激素可反常性升高。

肢端肥大症的诊断流程（图 1-5）

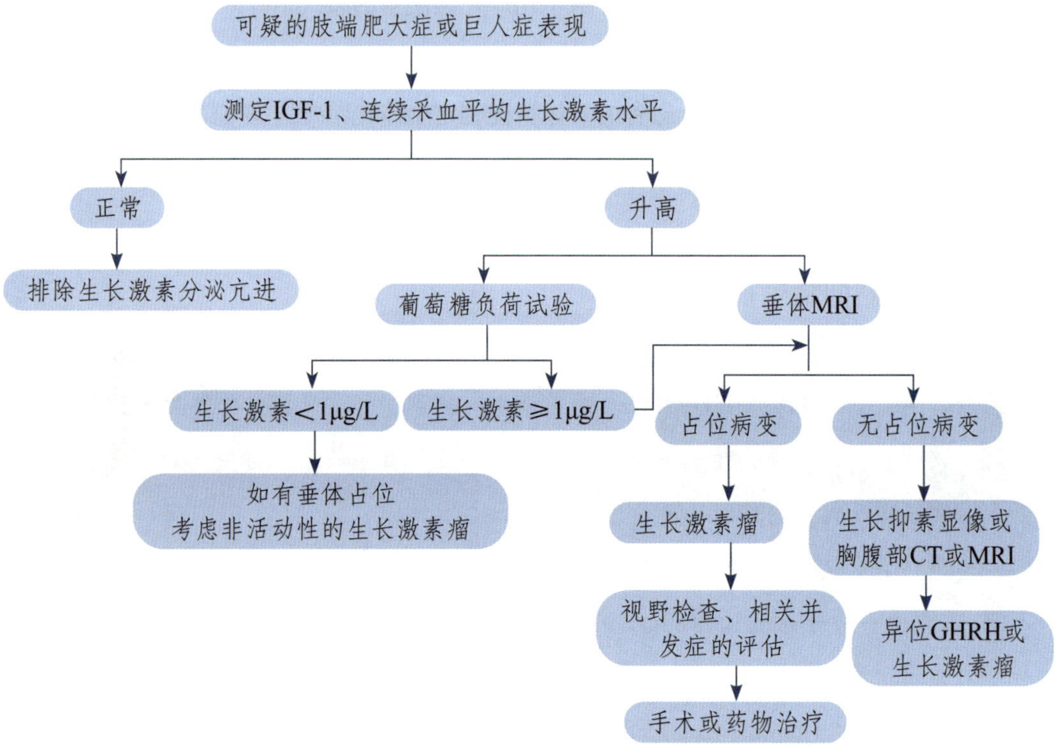

图 1-5　肢端肥大症的诊断流程

参考文献

[1] 中华医学会内分泌学分会. 肢端肥大症诊治中国专家共识(2020版)[J]. 中华内分泌代谢杂志, 2020, 36(9): 751-760.

[2] 徐玉善, 江艳. 内分泌常见疾病诊断思路及试验流程简析[M]. 昆明: 云南科技出版社, 2021.

[3] Katznelson L, Laws E J, Melmed S, et al. Acromegaly: an endocrine society clinical practice guideline[J]. J Clin Endocrinol Metab, 2014, 99(11): 3933-3951.

[4] Fleseriu M, Biller B, Freda P U, et al. A pituitary society update to acromegaly management guidelines[J]. Pituitary, 2021, 24(1): 1-13.

[5] Melmed S, Bronstein M D, Chanson P, et al. A consensus statement on acromegaly therapeutic outcomes[J]. Nat Rev Endocrinol, 2018, 14(9): 552-561.

第六节　垂体危象

【病例】

> 基本信息

男性患者，59岁。

> 主诉

反复头痛、乏力、纳差半个月余。

> 现病史

患者于半个月前（2022年10月1日）出现无明显诱因的头痛、乏力、纳差，头痛呈持续性，弯腰低头时症状加重，无头晕、头昏、意识不清，未就诊。2022年10月3日上述症状加重，伴恶心、呕吐1次，呕吐物为胃内容物，食欲减退，无肌肉酸痛，无发热、咳嗽、咳痰，无腹痛、腹泻、腹胀，无下肢水肿，无面色苍白、四肢软瘫、意识障碍等症状。遂于当日至某医院急诊科就诊，头颅MRI平扫+弥散+MRI显示：垂体可疑信号不均。急诊科予元胡止痛片对症处理，患者自行离院（具体不详），头痛、乏力症状无明显缓解，自服酚氨咖敏片后自觉好转。离院后上述症状反复出现，为求进一步诊治，遂至内分泌科门诊就诊，门诊以“乏力查因”收住入院，病程中患者精神、饮食、睡眠欠佳，小便正常，大便近几日难解（约3天1次），体重无明显变化。

> 既往史、个人史、婚育史、家族史

平素体健，否认其他心脑血管、肺、肾、内分泌系统等重要脏器疾病史及传染性疾病史。否认手术、外伤及输血史。否认食物药物过敏史。否认烟酒等不良嗜好。25岁结婚，配偶体健，育有1女，体健。否认家族中有类似疾病史。

> 体格检查

T：36.4℃。P：77次/分。R：18次/分。BP：114/71mmHg。身高：170cm。体重：75kg。BMI：25.95kg/m^2。腰围：97.5cm。臀围：102cm。腰臀比：0.96。一般情况欠佳，身材中等，巩膜无黄染，结膜未见充血水肿，对光反射灵敏，颈软，无抵抗，咽无充血，扁桃体无肿大，双侧甲状腺未触及肿大，心肺查体无特殊，腹软，无压痛及反跳痛。脊柱无畸形，双下肢无水肿，皮温正常，无肌萎缩。生理反射存在，病理反射未引出。

> 辅助检查

- 血常规：白细胞7.2 × 10^9/L，血红蛋白148g/L，血小板229 × 10^9/L。
- 尿常规：尿糖正常，酮体TRACE，比重1.016，尿蛋白阴性。
- 血生化：血钾3.73mmol/L，钠111.95mmol/L，氯80.43mmol/L，ALT 64IU/L，AST 49IU/L，肌酐84.3μmol/L，尿素氮2.94mmol/L，尿酸217.9μmol/L，三酰甘油0.88mmol/L，低密度脂蛋白胆固醇3.21mmol/L，钙2.33mmol/L，磷0.83mmol/L，餐后2h血糖6.94mmol/L。
- 肿瘤标志物：阴性。
- 25-羟维生素D：67.62nmol/L
- 垂体激素：生长激素 0.09ng/mL，泌乳素3.4ng/mL，FSH 2.20mIU/mL，LH 0.83mIU/mL，雌二醇10pg/mL，孕酮0.12ng/mL，睾酮5ng/dL。
- ACTH节律（8am、4pm、12pm）：10.74pg/mL、1.15pg/mL、9.03pg/mL。COR节律（8am、4pm、12pm）：133.20ng/mL、12.36ng/mL、>600ng/mL。
- 甲状腺功能：T3 1.21ng/mL，T4 90.32ng/mL，FT3 2.72pg/mL，FT4 9.85pg/mL，TSH 0.28μIU/mL，TMAb 7.86%，TGAb 22.35%。
- 垂体MRI平扫+增强：鞍区占位，多考虑垂体瘤囊变并出血可能。
- 甲状腺彩超：甲状腺实质回声稍欠均声像。
- 颈部血管超声：右侧锁骨下动脉起始段后壁单发斑块形成。
- 双下肢血管彩超：双下肢动脉散在钙化。
- 腹部超声：轻度脂肪肝，肝S5段囊肿，胆囊壁毛糙声像。

> 诊治经过

患者有头痛病史，入院血钠较低，垂体MRI提示鞍区占位，多考虑垂体瘤囊变并出血可能，考虑存在垂体危象，给予氢化可的松100mg ivgtt（静脉滴注），q12h（每12h）拮抗应激治疗，同时给予抑酸、护胃及对症支持治疗。根据患者症状、血钠水平逐渐调整氢化可的松剂量，病情好转后调整为泼尼松片10mg po tid（每日3次）治疗。

> 诊断

垂体危象、鞍区占位、脂肪肝。

> 治疗及随访

继续服用泼尼松片10mg po tid治疗，以后每周减1片，减至早5mg、晚5mg时，再到内分泌科复诊。服用泮托拉唑胶囊20mg po bid（每日2次），碳酸钙1片po qd，并至神经外科进一步就诊评估是否手术治疗。

【解析】

垂体前叶功能减退性危象（简称垂体危象）是垂体功能减退症未经系统、正规激素补充治疗出现的多种代谢紊乱和器官功能失调，是危及生命的危急重症之一。诱因：各种应激，如感染、腹泻、呕吐、失水、饥饿、寒冷、急性心肌梗死、脑血管意外、手术、创伤、麻醉及使用镇静药等均可诱发垂体危象。

临床表现：①高热型（体温＞40℃）。②低温型（体温＜30℃）。③低血糖型。④低血压型。⑤水中毒型。⑥混合型。各种类型可伴有相应的症状，突出表现为消化系统、循环系统和神经精神方面的症状，如高热、循环衰竭、休克、恶心、呕吐、头痛、神志不清、谵妄、抽搐、昏迷等严重垂危状态。此外，阴毛及腋毛脱落、乳房萎缩、乳晕色浅、皮肤苍白及干燥、低血压、低体温、黏液性水肿、心动过缓等都是腺垂体功能减退症及垂体危象的主要临床体征，临床上可根据此来诊断该病。

治疗及随访：①补充葡萄糖、水和电解质，50%葡萄糖溶液40～60mL静脉输注，随后静脉输入10%葡萄糖溶液及生理盐水。②补充糖皮质激素，氢化可的松50～100mg/6h静脉滴注。③低体温时使用毛毯保暖并口服甲状腺激素。④保持水、电解质平衡，水中毒应限水，给予糖皮质激素治疗。⑤去除病因，积极抗感染、纠正休克等。⑥禁用镇静、安眠、麻醉剂、中枢神经抑制剂及降糖药。⑦1～3个月后随访下丘脑—垂体—靶腺轴功能，内分泌科及神经外科随诊。

知识拓展

糖皮质激素的换算

口服糖皮质激素：可的松25mg = 氢化可的松20mg = 泼尼松5mg = 泼尼松龙5mg = 甲泼尼龙4mg = 曲安西龙4mg = 倍他米松0.75mg = 地塞米松0.75mg。

吸入糖皮质激素：倍氯米松1000μg = 布地奈德800μg = 氟替卡松500μg。

参考文献

[1] Fleseriu M, Christ-Crain M, Langlois F, et al. Hypopituitarism[J]. The Lancet, 2024(10444): 403.

[2] Rajasekaran S, Vanderpump M, Baldeweg S, et al. UK guidelines for the management of pituitary apoplexy[J]. Clin Endocrinol (Oxf), 2011, 74(1): 9-20.

[3] Vanderpump M, Higgens C, Wass J A. UK guidelines for the management of pituitary apoplexy a rare but potentially fatal medical emergency[J]. Emerg Med J, 2011, 28(7): 550-551.

[4] Tedd H M, Tuckett J, Arun C, et al. An unusual case of sudden onset headache due to pituitary apoplexy: a case report and review of the new UK guidelines[J]. J R Coll Physicians Edinb, 2012, 42(2): 119-123.

[5] 徐玉善, 江艳. 内分泌常见疾病诊断思路及试验流程简析[M]. 昆明: 云南科技出版社, 2021.

第七节　低促性腺激素性性腺功能减退症

【病例】

> 基本信息

男性患者，26岁。

> 主诉

发育迟缓13年。

> 现病史

患者足月顺产，出生时体重正常（具体不详），母乳喂养至3岁。家族中无近亲结婚。13岁时发现阴茎短小，无晨起阴茎勃起，无遗精，诉有变声，未诊疗。3年前无明显诱因出现体重增加，乳腺发育，无泌乳，仍未诊疗，现患者已26岁，阴茎仍无明显生长，无晨勃，无遗精，无胡须，阴毛、腋毛稀少，至某医院门诊就诊，门诊以“性发育迟缓”收住入院。病程中患者精神、饮食、睡眠可，大、小便正常，体重近4个月增加15kg。

> 既往史、个人史、婚育史、家族史

否认心脑血管、肺、肾等重要脏器疾病史及传染性疾病史。否认外伤、手术及输血史。对青霉素过敏。偶吸烟、饮酒。父母健在，否认家族中有类似疾病史。

> 体格检查

T：36.5℃。P：118次/分。R：20次/分。BP：109/96mmHg。身高：185cm。体重：125kg。BMI：36.5kg/m^2。腰围：131cm。臀围：140cm。腰臀比：1.01。一般情况可，肥胖体型，神清，双侧乳房皮温正常，质软，无压痛，未触及肿块，Tanner Ⅱ期。双侧甲状腺未触及肿大。心率118次/分，律齐，未闻及杂音。双肺呼吸音清，未

闻及干、湿啰音。腹膨隆，可见紫纹，腹软，无压痛。外生殖器检查：阴毛、腋毛稀少，阴茎短小，长度约2cm，无尿道下裂，双侧睾丸体积约4mL。

> 辅助检查

●糖化血红蛋白6.1%。

●尿常规：尿糖、酮体均为阴性，尿比重1.020。

●血生化：ALT 22.8IU/L，AST 19IU/L，肌酐56.6μmol/L，尿酸526.3μmol/L，空腹血糖4.61mmol/L，总胆固醇4.13mmo/L，三酰甘油1.26mmol/L，高密度脂蛋白胆固醇1.04mmol/L，低密度脂蛋白胆固醇2.66mmol/L，钾3.83mmol/L，钠144.80mmol/L，氯107.10mmol/L，钙2.37mmol/L，磷1.54mmol/L。

●垂体激素：泌乳素7.2ng/mL，促卵泡生成素1.26mIU/mL，促黄体生成素0.40mIU/mL，雌二醇10pg/mL，孕酮0.60ng/mL，睾酮26ng/dL。

●ACTH节律（8am、4pm、12pm）：4.68pg/mL、4.17pg/mL、2.95pg/mL。COR节律（8am、4pm、12pm）：128.50pg/mL、118.40pg/mL、25.38pg/mL。

●甲功：T3 2.14ng/mL，T4 115.80ng/mL，FT3 3.89pg/mL，FT4 16.25pg/mL，TSH 0.01μIU/mL，TMAb 48.06%，TGAb 141.30%。

●腹部CT：左肾多发结石，并左肾盂轻度积水，右肾钙化灶。

●胸部CT：右肺下叶钙化结节，所示范围左肾见结石。

●心脏彩超：室间隔增厚，升主动脉内径稍宽。

●腹部彩超：轻—中度脂肪肝，肝S3段片状稍低回声区（局灶性脂肪缺失可能），左肾结石伴左肾轻度积水。

●乳腺彩超：双乳头下方腺体样回声（考虑男性乳腺增生）。

●垂体MRI：垂体形态偏小，后叶菲薄，前叶弥漫性强化稍低，垂体发育不良可能。

●骨龄片：掌指骨及尺桡骨骨骺线已闭合，膝关节骨骺线已闭合。

> 诊治经过

患者垂体激素提示促黄体生成素、促卵泡生成素及睾酮均低，垂体MRI提示垂体形态偏小，后叶菲薄，前叶弥漫性强化稍低，垂体发育不良可能，结合病史、体格检查，考虑低促性腺激素性性腺功能减退。给予GnRh泵治疗。

> 诊断

低促性腺激素性性腺功能减退症、脂肪肝、左肾结石伴左肾轻度积水。

> 治疗及随访

继续GnRh泵治疗；1个月后复查甲功、性激素、肾上腺皮质节律；内分泌科随访。

【解析】

特发性低促性腺激素性性腺功能减退症是由于GnRH合成、分泌和作用障碍引起的疾病，表现为不孕不育、青春期不发育或部分发育。该疾病具有显著的遗传性及临床异质性。根据有无嗅觉异常分为卡尔曼综合征（Kallmann syndrome，KS）和嗅觉正常的低促性腺激素性性腺功能减退症（normosmic idiopathic hypogonadotropic hypogonadism，nIHH），在全部IHH患者中，60%～70%为卡尔曼综合征。

临床表现：①第二性征不发育和配子生成障碍。男性表现为童声、小阴茎、无阴毛生长、小睾丸或隐睾、无精子生成；女性表现为乳腺不发育、幼稚外阴和原发闭经。②骨骺闭合延迟。上部量/下部量<1，指尖距>身高，易患骨质疏松症。③嗅觉障碍。因嗅球和嗅束发育异常，约70%的IHH患者合并嗅觉丧失，不能识别气味。④其他表现：面中线缺陷，如唇腭裂；孤立肾；隐睾；尿道下裂；先天性心脏病；短指（趾）、并指（趾）；骨骼畸形或牙齿发育不良；超重和肥胖；镜像运动等。

男性骨龄>12岁或生物年龄>14岁，尚无第二性征出现和睾丸体积增大，睾酮水平低（≤100ng/dL）且促性腺激素（FSH和LH）水平低或正常偏低；女性到14岁尚无第二性征发育和月经来潮，雌二醇水平低且促性腺激素水平（FSH和LH）低或“正常偏低”。具备以上情况且找不到明确病因者，拟诊断本病。此外，因青春发育是一个连续变化的动态过程，IHH的诊断需综合考虑年龄、第二性征、性腺体积、激素水平和骨龄等诸多因素。14岁尚无青春发育的男性，应进行青春发育相关检查。对暂时难以确诊者，应随访观察，以明确最终诊断。

治疗及随访。男性的治疗：①睾酮替代治疗。IHH确诊后若患者暂无生育需求，睾酮替代治疗可促进男性化表现。随访：起始2年，2～3个月随访1次，监测第二性征、睾丸体积、促性腺激素和睾酮变化；此后可每年1次常规体检，包括身高、体重、睾丸体积、促性腺激素、睾酮、前列腺超声和PSA、血红蛋白和骨密度；如睾丸体积有进行性增大，应先停药观察，下丘脑—垂体—性腺轴功能有逆转为正常的可能性。②hCG/HMG联合治疗。该方法适用于有生育需求的IHH患者。间隔2～3个月随访1次，需监测血睾酮、睾丸体积和精液常规，70%～85%患者在联合用药半年至2年内产生精子。③脉冲式GnRH泵治疗。适用于有生育需求的IHH患者（腺垂体存在足够数量的功能完整的促性腺激素细胞），以及大部分先天性腺垂体激素缺乏症患者。随访：GnRH（戈那瑞林）10μg/90min，带泵3天后，如血LH≥1IU/L，提示初步治疗有效。如LH无升高，提示腺垂体促性腺激素细胞缺乏或功能严重受损，治疗预后不佳。此后，每月随访1次，监测FSH、LH、睾酮和精液常规，调整戈那瑞林的剂量和频率，尽可能将睾酮维持在正常中值水平，稳定后可每3个月随访1次，依据患者的具体情况调整药物剂量。女性的治疗：无生育需求时，予周期性雌孕激素联合替代治疗，促进第二性征发育。有生育需求时，可行促性腺激素促排卵治疗或脉冲式GnRH治疗。

知识拓展

GnRH 兴奋试验

●原理：用于评估垂体功能。通过注射GnRH，刺激垂体分泌黄体生成素（LH）和卵泡刺激素（FSH），从而评估垂体促性腺激素的储备功能。

●方法：受试者禁食过夜，试验期间卧床、不吸烟。将GnRH 100μg溶于10mL 生理盐水中，于30s内静推完毕。分别于静推前15min、静推时（0min）、静推后（30min、60min、120min）采血，测定LH、FSH。

●结果判断：①正常成年男性LH的反应后峰值比基础值增高5倍以上，峰值出现在30～60min时，同时LH的绝对值≥7 IU/L。②正常成年女性LH的反应因月经周期的不同阶段而异。③继发性性腺功能减退症患者的LH的绝对值显著低于正常人，峰值只增高2倍左右。

GnRH兴奋试验不能鉴别下丘脑性和垂体性性腺功能减退症。

GnRH 延长兴奋试验

●原理：GnRH延长兴奋试验有助于鉴别下丘脑性和垂体性性腺功能减退症。

●方法：①将GnRH 100μg溶于500mL生理盐水，静滴1次/天，共7天。②第7天分别于静推前15min、静推时（0min）、静推后（30min、60min、120min）采血，测定LH、FSH。

●结果判断：①对于下丘脑病变引起的继发性性腺功能减退症，LH有反应。②对于垂体病变引起的继发性性腺功能减退症，LH无明显反应。③IHH患者GnRH兴奋试验的结果多样，可从完全无反应到正常反应，而GnRH延长兴奋试验多呈正常反应。该试验仅用于明确病变部位及评估垂体储备功能，不能用于IHH的诊断。

hCG 兴奋试验

●原理：评估睾丸功能。

●方法：hCG 2000 IU，于8am至9am肌内注射，并于注射前15min、注射时（0min）及注射后（48h、72h）分别在前臂采血做睾酮测定。

●结果判断：①正常人的睾酮反应高峰在48h或72h出现，峰值比对照值增高2倍或更多（达到或超过正常值高限）。②继发性睾丸功能减退者的反应减低，反复注射hCG后睾酮水平逐渐升高至正常。少数由于青春期后下丘脑或垂体病变的患者可出现正常反应。

参考文献

[1] 中国医师协会青春期健康与医学专业委员会, 中华医学会儿科学分会内分泌遗传代谢学组, 中国医师协会儿科内分泌遗传代谢学组. 先天性低促性腺激素性性腺功能减退症遗传咨询及生殖相关建议专家共识[J]. 中华儿科杂志, 2023, 61(6): 491-498.

[2] 中国医师协会儿科内分泌遗传代谢学组, 中国医师协会青春期健康与医学专业委员会, 中华医学会儿科学分会内分泌遗传代谢学组. 儿童低促性腺激素性性腺功能减退症诊治专家共识[J]. 中华儿科杂志, 2023, 61(6): 484-490.

[3] 中华医学会内分泌学分会性腺学组. 特发性低促性腺激素性性腺功能减退症诊治专家共识[J]. 中华内科杂志, 2015, 54(8): 739-744.

[4] 中华医学会男科学分会, 下丘脑促性腺激素释放激素脉冲泵在男科疾病中应用专家共识编写组. 下丘脑促性腺激素释放激素脉冲泵在男科疾病中应用专家共识[J]. 中华男科学杂志, 2022, 28(3): 273-280.

[5] Basaria S. Male hypogonadism[J]. Lancet, 2014, 383(9924): 1250-1263.

[6] Deebel N A, Bradshaw A W, Sadri-Ardekani H. Infertility considerations in klinefelter syndrome: From origin to management[J]. Best Pract Res Clin Endocrinol Metab, 2020, 34(6): 101480.

[7] De Silva N L, Papanikolaou N, Grossmann M, et al. Male hypogonadism: pathogenesis, diagnosis, and management[J]. Lancet Diabetes Endocrinol, 2024, 12(10): 761-774.

[8] Fleseriu M, Christ-Crain M, Langlois F, et al. Hypopituitarism[J]. The Lancet, 2024(10444): 403

[9] 徐玉善, 江艳. 内分泌常见疾病诊断思路及试验流程简析[M]. 昆明: 云南科技出版社, 2021.

第二章

CHAPTER 2

甲状腺及甲状旁腺疾病

第一节　甲状腺功能亢进症

【病例】

> 基本信息

男性患者，56岁。

> 主诉

心悸、多食、体重下降半年。

> 现病史

患者半年前无明显诱因出现心悸、易饥、多食、手抖、体重下降，偶感胸闷、乏力、多汗，每顿主食增加50g，半年体重下降10kg，无多尿、多饮，无发热、咳嗽、咳痰、咯血，无恶心、纳差、腹痛、腹泻，无胸痛、呼吸困难，未诊治。现为求进一步诊治，某医院门诊以“心悸查因”收住内分泌科。病程中，患者精神、睡眠尚可，大、小便如常，饮食及体重变化如上述。

> 既往史、个人史、婚育史、家族史

否认心脑血管、肺、肾、其他内分泌系统等重要脏器疾病史及传染病史。否认外伤史。否认手术史。否认输血史。预防接种史不详。否认药物及食物过敏史。否认疫区旅居史。无烟酒嗜好。否认遗传性疾病史。否认甲状腺相关疾病病史。

> 体格检查

T：36.7℃。R：20次/分。P：110次/分。BP：96/74mmHg。身高：176cm。体重：65kg。BMI：21.0kg/m²。一般情况可，神志清楚，对答切题，营养中等；双眼无突出，双侧甲状腺Ⅱ°肿大，质地中等，无压痛，全身浅表淋巴结未触及，巩膜无黄染；双肺呼吸音清，未闻及干、湿啰音；心界不大，心率110次/分，律齐，各瓣膜听诊区未闻及杂音；腹稍膨隆，全腹无压痛，肝脾未触及，肠鸣音4次/分，双手细颤征（+），双下肢无水肿。

> 辅助检查

● 血常规：白细胞$7.74 \times 10^9/L$，中性粒细胞绝对值$4.47 \times 10^9/L$，血红蛋白173g/L，血小板$286 \times 10^9/L$，红细胞$5 \times 10^{12}/L$。

● 血生化：天冬氨酸氨基转移酶20.7IU/L，丙氨酸氨基转移酶33.6IU/L，碱性磷酸酶85.3IU/L，γ-谷氨酰转肽酶35IU/L，低密度脂蛋白胆固醇3.37mmol/L，钠130.90mmol/L（↓）。

● 甲状腺功能：三碘甲状腺原氨酸6.3ng/mL（↑），甲状腺素269.74ng/mL（↑），游离三碘甲状腺原氨酸12.2pg/mL（↑），游离甲状腺素42.83pg/mL（↑），促甲状腺激素＜0.01μIU/mL（↓），甲状腺微粒体抗体76.01%（↑），甲状腺球蛋白抗体164.30%（↑），反三碘甲状腺原氨酸0.95ng/mL，促甲状腺受体抗体10.26IU/L。

● 甲状腺超声：甲状腺体积增大，实质回声不均，双侧甲状腺上动脉流速增快。

● 心电图：心率102次/分，窦性心动过速。

> 诊治经过

患者症状、体征及检查结果符合原发性甲状腺功能亢进症的诊断，肝功及血常规正常，已告知患者甲亢可选择的治疗方案。①服用抗甲亢药物：疗程约2年甚至更长时间，在此期间需定期复查血常规、肝功、甲功后调整药物剂量。服用抗甲亢药物期间可能出现白细胞减少、粒细胞缺乏、重症感染、肝损伤、肝衰竭、药物过敏、过敏性休克等不良反应。②碘-131治疗：该治疗多为一次性治疗，治疗过程中可能出现一过性白细胞减少，后期可能出现永久性甲减，需要终身服用甲状腺素替代治疗。患者经考虑后表示明白病情，要求服用抗甲亢药物治疗。予甲巯咪唑片10mg po tid治疗，预防性加用双环醇25mg po tid保肝治疗，嘱患者每周复查血常规、每2周复查肝功、每月复查甲功。

> 诊断

Graves病。

> 治疗及随访

低碘饮食，戒烟、戒酒，补充足够的热量和营养，包括蛋白质、B族维生素等，保证水分摄入，适当休息，避免情绪激动、劳累。继续服甲巯咪唑片、普萘洛尔片，每周复查血常规，每半个月复查肝功能，每月复查甲功，调整药物剂量。

【解析】

甲状腺毒症是由于血中甲状腺激素增加导致机体各系统的高代谢综合征。常见病因有：①甲状腺性甲亢，如Graves病、多结节性甲状腺肿伴甲亢、毒性甲状腺腺瘤、甲状腺癌等。②垂体性甲亢，如TSH瘤。③伴瘤综合征或hCG相关性甲亢。④医源性甲亢。⑤暂时性甲亢。

甲状腺毒症可表现为怕热、多汗、心悸、手抖、体重下降、大便次数增多、女性闭经或不孕、男性阳痿等，高代谢表现为甲状腺肿大、突眼等。

治疗及随访：Graves病目前有三种治疗办法：口服抗甲亢药物治疗（ATD）、碘-131治疗、手术治疗。在我国首选口服抗甲亢药物治疗，用药前及用药过程中需监测白细胞、中性粒细胞、肝功能。每周复查血常规，每2～4周复查肝功能，每4～6周复查甲功，调整药物剂量。

知识拓展

甲状腺毒症的诊断流程（图 2-1）

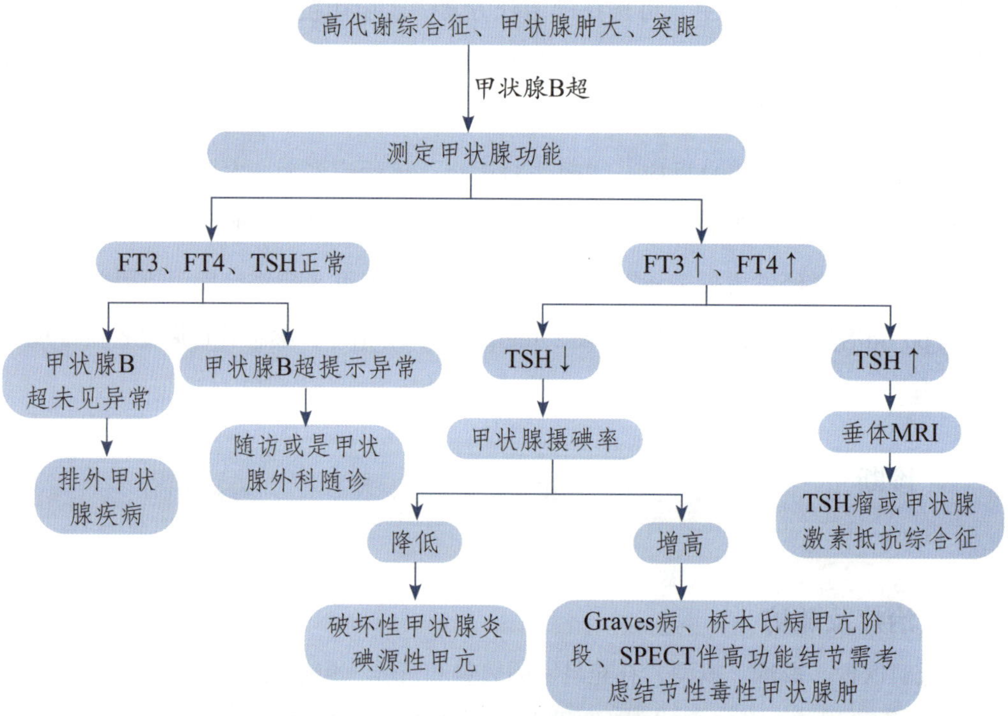

图 2-1 甲状腺毒症的诊断流程

参考文献

[1] 中华医学会内分泌学分会, 中国医师协会内分泌代谢科医师分会, 中华医学会核医学分会, 等. 中国甲状腺功能亢进症和其他原因所致甲状腺毒症诊治指南[J]. 中华内分泌代谢杂志, 2022, 38(8): 700-748.

[2] 徐玉善, 江艳. 内分泌常见疾病诊断思路及试验流程简析[M]. 昆明: 云南科技出版社, 2021.

[3] Chaker L, Cooper D S, Walsh J P, et al. Hyperthyroidism[J]. Lancet, 2024, 403(10428): 768-780.

[4] 中华医学会核医学分会. ^{131}I治疗格列夫斯甲亢指南（2021版）[J]. 中华核医学与分子影像学杂志, 2021, 41(4): 242-253.

第二节　甲状腺功能减退症

【病例】

> 基本信息

女性患者，61岁。

> 主诉

畏寒、乏力、颜面水肿2年。

> 现病史

患者于2年前无明显诱因出现畏寒、乏力、颜面水肿，症状逐渐加重，伴有表情淡漠、反应迟缓，未曾诊治。近半年来，患者自觉症状较前加重，出现腹胀、纳差，皮肤少汗、干燥、粗糙、脱屑，记忆力下降，偶感心悸、气短，未具体诊治。

为进一步诊治，医院门诊以“乏力查因”收治，病程中，精神差，饮食、睡眠欠佳，体重增加3kg。

> 既往史、个人史、婚育史、家族史

既往体健，孕1产1，产后有乳汁分泌及月经来潮，48岁绝经。无遗传性疾病史。

> 体格检查

T：36.3℃。P：60次/分。R：18次/分。BP：105/70mmHg。颜面水肿，面色白，表情淡漠，言语缓慢，声音嘶哑，皮肤粗糙、无汗、弹性较差，有脱屑，睑结膜苍白，甲状腺未触及，双肺未闻及干、湿啰音，心率60次/分，节律规整，心音低钝，腹部检查无阳性体征，双下肢非凹陷性水肿。

> 辅助检查

- 血常规：红细胞计数3.52×10^3/L，血红蛋白98g/L。
- 甲状腺功能检查：FT3 2.20pmol/L（正常值3.20～7.20pmol/L），FT4 4.52pmol/L（正常值8.75～22.00pmol/L），TSH 75mIU/L（正常值0.35～4.31mIU/L）。
- 血脂检查：总胆固醇6.20mmol/L，LDL 4.62mmol/L，TG 8.62mmol/L。
- 甲状腺B超：甲状腺体积缩小，血流稀疏。

> 诊治经过

患者为老年女性，起病较隐匿，病程较长，初期缺少特异性症状，逐渐进展出现低代谢综合征，结合甲功及甲状腺B超，诊断明确。嘱患者注意休息，避免过度紧张、劳累，予左甲状腺素25μg（空腹）po qm 。每月复查甲功，调整药物剂量。

> 诊断

甲状腺功能减退症、轻度贫血、血脂异常。

> 治疗及随访

继续服左甲状腺素片，1个月后复查甲功，根据甲功调整左甲状腺素片剂量。

【解析】

甲状腺功能减退症（hypothyroidism），简称甲减，是由于多种原因引起的甲状腺激素缺乏或生物效应不足的代谢紊乱综合征。甲减大多起病隐匿，患者可能出现皮肤苍白、毛发稀疏、水肿、乏力、怕冷、记忆力减退、声音嘶哑、反应迟钝、心动过缓、食欲不振等低代谢表现。甲减的诊断主要依据甲功测定结果。需要注意鉴别甲减发生的原因。

甲减治疗主要以替代或补充左甲状腺激素为主，在调整剂量阶段，每月复查1次甲状腺功能，甲功正常后可每3～6个月复查1次甲功。每半年至1年复查1次甲状腺B超。内分泌科随诊。

知识拓展

甲减诊断流程（图 2-2）

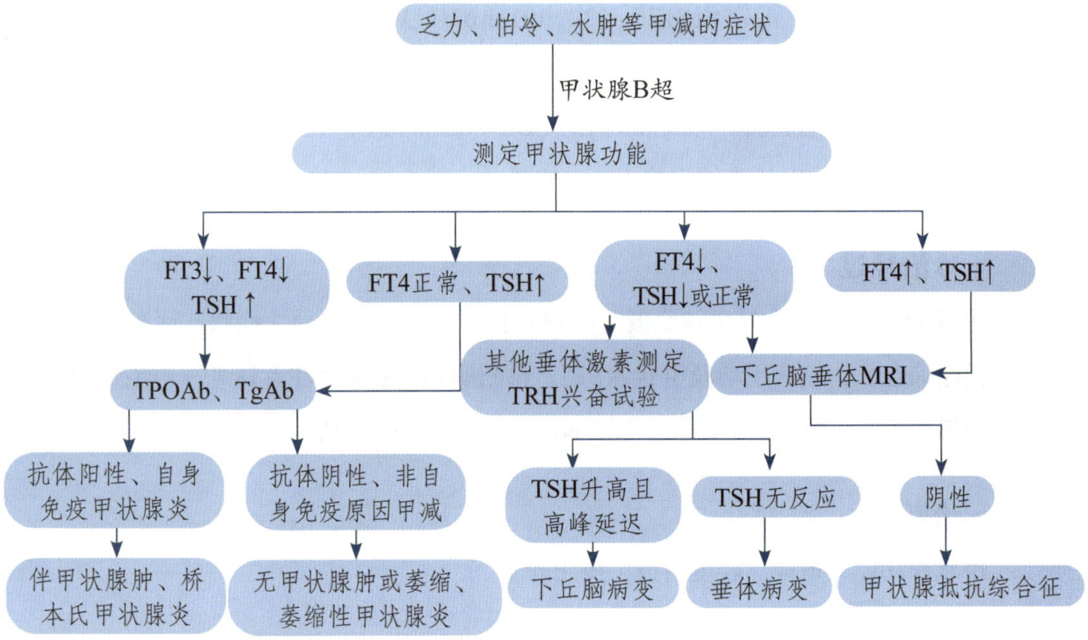

图 2-2 甲减诊断流程

参考文献

[1] 中华医学会内分泌学分会. 成人甲状腺功能减退症诊治指南[J]. 中华内分泌代谢杂志, 2017, 33(2): 167-180.

[2] 中华医学会儿科学分会内分泌遗传代谢学组, 中华预防医学会儿童保健分会新生儿疾病筛查学组. 先天性甲状腺功能减低症诊疗共识[J]. 中华儿科杂志, 2011, 49(6): 421-424.

[3] 徐玉善, 江艳. 内分泌常见疾病诊断思路及试验流程简析[M]. 昆明: 云南科技出版社, 2021.

[4] Taylor P N, Medici M M, Hubalewska-Dydejczyk A, et al. Hypothyroidism[J]. Lancet, 2024, 404(10460): 1347-1364.

第三节　甲状腺结节

【病例】

> 基本信息

女性患者，33岁。

> 主诉

体检发现甲状腺结节1年余。

> 现病史

患者1年余前体检时发现甲状腺结节。患者无怕热、多汗、心悸及手抖，无怕冷、纳差、便秘，无呼吸困难及吞咽困难，为进一步诊治到内分泌科门诊就诊。病程中精神、饮食、睡眠尚可，二便正常，体重无明显改变。

> 既往史、个人史、婚育史、家族史

否认高血压、糖尿病、冠心病、脑血管、肺、肾等重要脏器疾病史及传染病史；否认疫区旅居史；无烟酒嗜好。家族中无遗传性疾病史，无甲状腺相关疾病病史。

> 体格检查

T：36.3℃。P：72次/分。R：21次/分。BP：106/66mmHg。身高：160cm。体重：54kg。BMI：21.09kg/m^2。一般情况可，发育正常，营养中等，神清，对答切题，查体合作，头颅五官无畸形。皮肤黏膜无黄染，全身浅表淋巴结未触及肿大。甲状腺未触及肿大。心率72次/分，律齐无杂音，双肺呼吸音清，未闻及干、湿啰音，腹软，无压痛，肝脾未及。双下肢无水肿，足无畸形，局部皮肤无红肿、破溃。双足背动脉搏动正常。四肢肌力、肌张力正常，生理反射存在，病理反射未引出。

> 辅助检查

● 甲状腺B超：甲状腺右侧叶大小4.6cm × 1.7cm × 1.8cm，峡部厚0.3cm，左侧叶大小5.1cm × 1.6cm × 1.7cm，形态大小正常，实质回声增粗不均，呈“网格”样改变。CDFI、CDE示甲状腺双侧叶血液供应正常。甲状腺左侧叶上段探及一室性稍低回声结节，大小约0.9cm × 0.5cm，形态规则，边界清（TI-RADS-3类）。双侧颈Ⅳ区多个淋巴结可见，部分肿大，皮髓质分界清楚，血流呈“门”形血液供应。

● 甲状腺功能：左甲状腺素片25μg，QM替代诊疗，TT3 1.3ng/mL，TT4 51.20μg/dL，FT3 2.99pg/mL，FT4 10.90 ng/mL，TPOAb 122.00%，TMAb 12.90%，TG 71.70ng/mL。

> 诊治经过

每年复查甲功及甲状腺B超，内分泌科及甲状腺外科随诊。

> 诊断

甲状腺结节，甲状腺功能减退症。

> 治疗及随访

每年复查甲功及甲状腺B超，内分泌科及甲状腺外科随诊。

【解析】

甲状腺结节（thyroid nodule）是指甲状腺组织过度生长，形成结构异常团块，部分可能会导致功能异常。甲状腺结节大部分是良性的，只有少部分是甲状腺癌。

大多数甲状腺结节没有临床症状，往往是在体检时发现。对于甲状腺结节的诊断关键是区别良恶性，以采取不同的治疗手段。如果患者有甲状腺功能的异常，应该按照甲亢或甲减的流程进行相应的诊治。

高分辨率超声是评估甲状腺结节最重要的影像学检查手段。对所有已知或怀疑的甲状腺结节均首选超声检查。甲状腺超声检查有助于明确以下问题：结节是否真正存在；结节的声像图特征包括大小、数目、位置、质地（实性或囊性）、方位、回声水平、钙化、边缘、包膜完整性、血液供应；有无合并甲状腺弥漫性病变和与周围组织的关系等情况；同时评估颈部区域有无异常淋巴结及淋巴结的大小、数目、位置、质地、形态及结构特点等。

评估甲状腺结节的最主要目的是鉴别其良恶性。对于超声表现或大小不满足细针抽吸活检（FNAB）标准的甲状腺结节，每隔6～12个月随访；对于超声和细胞学均提示恶性风险低的结节可延长随访间隔；对暂未接受治疗的可疑恶性或恶性结节可以缩短随访间隔；细胞学良性的甲状腺结节，如果超声表现高度可疑恶性率达20%，仍需要在12个月内再次行FNAB。

知识拓展

甲状腺结节的诊断流程（图 2-3）

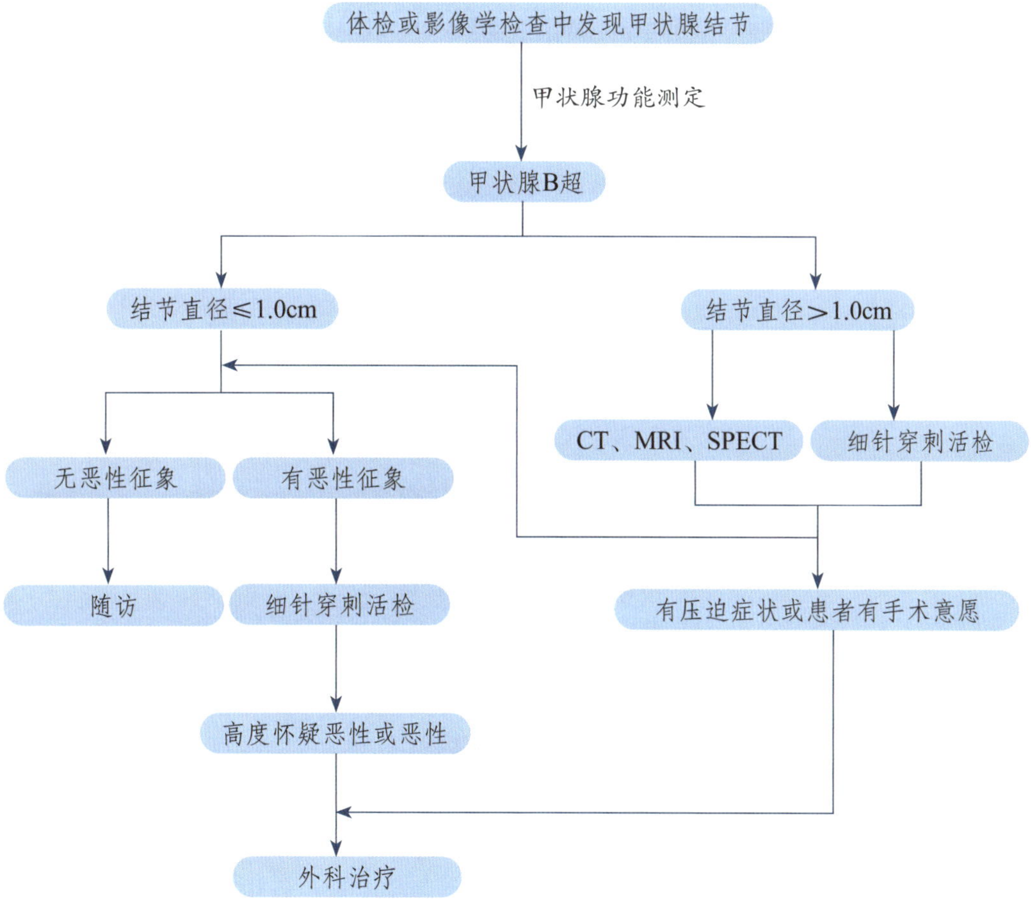

图 2-3　甲状腺结节的诊断流程

参考文献

[1] 中华医学会内分泌学分会, 中华医学会外科学分会甲状腺及代谢外科学组, 中国抗癌协会头颈肿瘤专业委员会, 等. 甲状腺结节和分化型甲状腺癌诊治指南（第二版）[J]. 中华内分泌代谢杂志, 2023, 39(3): 181-226.

[2] 中国医师协会介入医师分会超声介入专业委员会. 超声引导下甲状腺结节及颈部淋巴结穿刺专家共识（2023版）[J]. 中华内科杂志, 2024, 63(6): 550-559.

[3] 上海市社会医疗机构协会超声医学分会. 超声引导下甲状腺结节切割式穿刺组织学检查实践指南（2023版）[J]. 中华超声影像学杂志, 2023, 32(9): 749-772.

[4] 徐玉善, 江艳. 内分泌常见疾病诊断思路及试验流程简析[M]. 昆明: 云南科技出版社, 2021.

[5] Durante C, Hegedus L, Czarniecka A, et al. 2023 European Thyroid Association Clinical Practice Guidelines for thyroid nodule management[J]. Eur Thyroid J, 2023, 12(5).

[6] Fisher S B, Perrier N D. The incidental thyroid nodule[J]. CA Cancer J Clin, 2018, 68(2): 97-105.

[7] Alexander E K, Doherty G M, Barletta J A. Management of thyroid nodules[J]. Lancet Diabetes Endocrinol, 2022, 10(7): 540-548.

[8] Durante C, Costante G, Lucisano G, et al. The natural history of benign thyroid nodules[J]. JAMA, 2015, 313(9): 926-935.

第四节　原发性甲状旁腺功能亢进症

【病例】

> 基本信息

男性患者，51岁。

> 主诉

身高变矮4年余，发现血钙升高半月余。

> 现病史

患者诉4年前无明显诱因出现走路不稳，左右摇摆，伴双膝关节疼痛，偶有红肿，无外伤病史，身高逐渐变矮，4年来变矮10cm，自觉四肢逐渐变细，无头晕、头痛、言语障碍、肢体麻木、活动障碍，无乏力、体重下降、食欲减退，无腰背疼痛，无烦渴、多尿、多饮、血尿，无恶心、呕吐、腹痛、黑便，无心悸、胸闷、胸痛，无嗜睡、情绪低落、反应迟钝、记忆力下降。在当地医院曾多次就诊，未明确诊断，未予特殊治疗，上述症状逐渐加重。半月余前至当地县人民医院就诊，完善相关检查发现：①甲状旁腺激素高达1844.1pg/mL（↑）。②血电解质：钙3.0mmol/L（↑），无机磷0.77mmol/L（↓），镁0.65mmol/L（↓），氯112.7mmol/L（↑）。③血生化：尿酸462.2μmol/L（↑）。④25-羟维生素D：15ng/mL（↓）。双膝关节正侧位片提示双膝关节钙化灶可能，甲状腺超声、胸腰椎正侧位片未见异常，建议至上级医院进一步治疗，遂至上级医院就诊，门诊以“甲状旁腺功能亢进”收住入院，自患病以来，精神、饮食、睡眠尚可，大、小便如常，体重近期无明显变化。

> 既往史、个人史、婚育史、家族史

患者于2012年被诊断为“风湿性心脏瓣膜病、心房颤动”，行主动脉瓣及二尖瓣置换术，术后长期服用华法林3mg qd。否认高血压、糖尿病、冠心病、脑血管、肺、肾等重要脏器疾病史及传染病史。2012年心脏病手术，术中输血1次，无输血不

良反应。否认疫区旅居史。无烟酒嗜好。家族中无遗传性疾病史，无甲状腺相关疾病病史。

> 体格检查

T：36℃。P：66次/分。R：19次/分。BP：103/59mmHg。身高：167cm。体重：65kg。BMI：22.04kg/m^2。一般情况可，发育正常，营养中等，神清，对答切题，查体合作，头颅五官无畸形。皮肤黏膜无黄染，全身浅表淋巴结未触及肿大。视诊桶状胸，前胸可见约20cm陈旧性手术瘢痕。心率80次/分，节律不齐，双肺呼吸音清，未闻及干、湿啰音，腹软，无压痛，肝脾未及。双下肢无水肿，足无畸形，局部皮肤无红肿、破溃。双足背动脉搏动正常。四肢肌力、肌张力正常，生理反射存在，病理反射未引出。

> 辅助检查

●血常规：白细胞7.56×10^9/L，中性粒细胞绝对值5.31×10^9/L，血红蛋白136g/L，血小板202×10^9/L，红细胞6.68×10^{12}/L。

●血生化：天冬氨酸氨基转移酶18.96IU/L，丙氨酸氨基转移酶15.34IU/L，肌酐52.42μmol/L，钙3.10mmol/L，镁0.74mmol/L，无机磷0.44mmol/L，乳酸脱氢酶260IU/L，乳酸脱氢酶同工酶74IU/L，α-羟丁酸脱氢酶233IU/L。

●甲状旁腺素：1319.2pg/mL（参考值12～88pg/mL）。

●骨代谢相关检查：25-羟维生素D 32.52nmol/L，β-胶原降解产物2294pg/mL（参考值43～783pg/mL），骨钙素N端中分子片段199.7ng/mL。

●甲状腺超声检查：①甲状腺体积稍小，实质回声减低不均声像（请结合甲功全套）。②甲状腺左侧叶囊实混合性结节（TI-RADS-3类）。③甲状腺左侧叶背侧包膜外实性包块（甲状旁腺来源可能，请结合PTH）。④双颈Ⅰ、Ⅱ、Ⅲ区内可见多个淋巴结，部分肿大。

●腹部超声：①双肾实质回声稍增高声像（请结合肾功）。②右肾囊肿。

●甲状旁腺核素扫描：①甲状腺左侧叶下极后方MIBI亲和灶，多考虑甲状旁腺腺瘤可能，请结合临床及其他检查。②甲状腺密度不均匀，双侧颈部Ⅰ～Ⅴ区多发反应性增生小淋巴结。

> 诊治经过

患者症状、体征及检查结果符合患者甲状旁腺功能亢进，甲状旁腺腺瘤可能，持续高钙血症，有行手术治疗指征，患者心脏瓣膜病瓣膜置换术后，心房颤动，长期服用华法林抗凝治疗，目前凝血功能INR维持尚可，转入甲状腺外科行手术治疗。在全麻下行左下甲状旁腺切除术+甲状旁腺探查术+左喉返神经探查术，术后复查钙2.07mmol/L、PTH 9.4pg/mL。术后病检甲状旁腺腺瘤。

> 诊断

甲状旁腺功能亢进症、左下甲状旁腺腺瘤、高钙血症、心房颤动、风湿性心脏瓣膜病、心脏瓣膜病瓣膜置换术后。

> 治疗及随访

监测血钙、血磷、血PTH水平，1个月后复查甲状腺及甲状旁腺B超，内分泌科及甲状腺外科随诊。

【解析】

甲状旁腺功能亢进症（hyperparathyroidism，简称甲旁亢）是指甲状旁腺激素（parathyroid hormone，PTH）不适当地分泌，血中PTH水平增高，导致的钙磷代谢、骨代谢紊乱的全身代谢性疾病。分为原发性、继发性、三发性和假性。原发性甲旁亢的原因有甲状旁腺腺瘤、甲状旁腺增生、甲状旁腺腺癌；继发性甲旁亢是由于体内长期低钙血症刺激甲状旁腺激素分泌过多所致，常见于肾功能不全、骨软化症；三发性甲旁亢是在继发性的基础上，甲状旁腺组织部分增生而自主分泌了过多的甲状旁腺激素；假性甲旁亢见于分泌类似甲状旁腺激素的肿瘤疾病。

原发性甲旁亢主要表现为高钙血症、骨骼广泛骨吸收、泌尿系统结石。血中PTH、血钙、碱性磷酸酶升高，血磷降低，尿钙、尿磷排出增加。

典型的原发性甲旁亢，结合临床表现、血钙、血磷、血PTH、甲状旁腺影像学检查可明确诊断。

原发性甲旁亢首选的治疗方式是手术。术后常有低钙血症，可口服钙剂纠正。患者年龄大、症状轻，血钙水平低于11.5mg/mL可以保守治疗。

知识拓展

甲状旁腺功能亢进症的诊断流程（图 2-4）

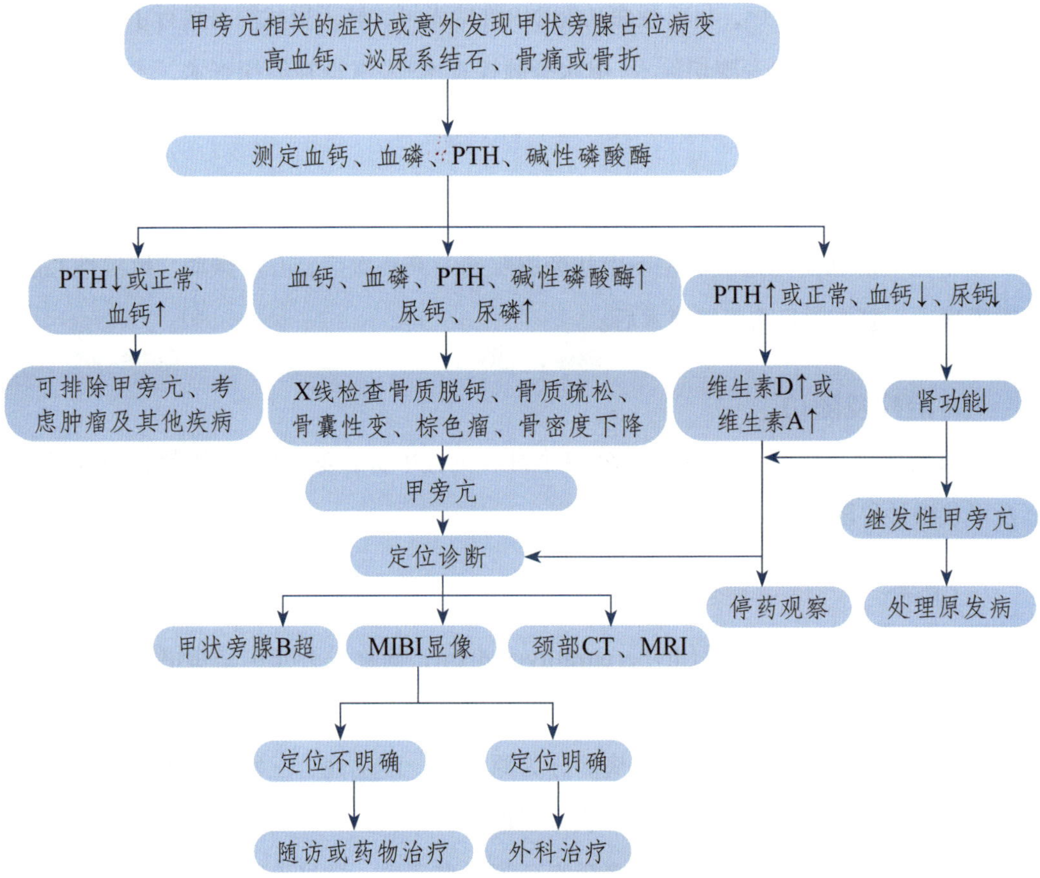

图 2-4　甲状旁腺功能亢进症的诊断流程

参考文献

[1] 中华医学会骨质疏松和骨矿盐疾病分会, 中华医学会内分泌分会代谢性骨病学组. 原发性甲状旁腺功能亢进症诊疗指南[J]. 中华骨质疏松和骨矿盐疾病杂志, 2014(3): 187-198.

[2] 白求恩精神研究会内分泌和糖尿病学分会介入内分泌专业委员会学组, 中国健康促进基金会骨代谢疾病防治专项基金管委会. 原发性甲状旁腺功能亢进热消融治疗专家共识（2021版）[J]. 中日友好医院学报, 2021, 35(5): 259-264.

[3] 徐玉善, 江艳. 内分泌常见疾病诊断思路及试验流程简析[M]. 昆明: 云南科技出版社, 2021.

[4] Zagzag J, Hu M I, Fisher S B, et al. Hypercalcemia and cancer: Differential diagnosis and

treatment[J]. CA Cancer J Clin, 2018, 68(5): 377-386.

[5] Bilezikian J P, Bandeira L, Khan A, et al. Hyperparathyroidism[J]. Lancet, 2018, 391(10116): 168-178.

[6] Walker M D, Shane E. Hypercalcemia: A Review[J]. JAMA, 2022, 328(16): 1624-1636.

[7] Insogna K L. Primary Hyperparathyroidism[J]. N Engl J Med, 2018, 379(11): 1050-1059.

[8] Zhu C Y, Sturgeon C, Yeh M W. Diagnosis and Management of Primary Hyperparathyroidism[J]. JAMA, 2020, 323(12): 1186-1187.

第五节　原发性甲状旁腺功能减退症

【病例】

> 基本信息

女性患者，23岁。

> 主诉

反复四肢搐搦5年，加重1年。

> 现病史

患者5年前于家中无明显诱因突发四肢搐搦，伴肌肉疼痛、乏力、大汗，无意识丧失，无头晕、头痛，无眼睑及口角抽动、流涎、无心悸心慌、胸闷气促、无恶心、呕吐，自诉抽搐发作时清醒并感焦虑，至当地医院急查血钙低，予静脉补钙后缓解，后经相关检查诊断为“甲状旁腺功能减退症”，并予骨化三醇、碳酸钙口服治疗（具体不详），出院后偶发抽搐，每次发作时至当地医院补钙后缓解。近一年患者病情加重，抽搐频次增多，反复至当地医院住院诊治，检查结果：PTH 0.52pmol/L，皮质醇18.006μg/L，醛固酮78.773pg/mL，血清钙1.89mmol/L，镁0.66mmol/L，磷2.00mmol/L，铁8.5mmol/L。诊断为：①甲状旁腺功能减退症。②低钙血症。③低钙性抽搐。④低镁血症。⑤高磷血症。予以骨化三醇1粒po tid，碳酸钙维生素D_3 1片po qd治疗，上述症状未得到明显改善，患者现为求进一步治疗，遂至上级医院就诊，门诊以“甲状旁腺功能减退症”收住入院，病程中患者一般情况可，神清，饮食、二便正常，近期体重无明显变化。

> 既往史、个人史、婚育史、家族史

患者5年前于当地医院诊断为焦虑症，口服盐酸度洛西汀肠溶胶囊30mg/d。否认其他病史。否认手术史。否认输血史。无过敏史。预防接种史不详。

> 体格检查

T：36.3℃。P：70次/分。R：18次/分。BP：81/64mmHg。身高：150cm。体重：52kg。BMI：23.1kg/m²。一般情况可，发育正常，营养中等，神清，对答切题，查体合作，皮肤黏膜无黄染，全身浅表淋巴结未触及肿大。头颅五官无畸形，咽无充血，双侧扁桃体无肿大。颈软，双侧甲状腺未触及肿大。胸廓对称无畸形，双肺呼吸音粗清，双肺未闻及干、湿啰音及病理性呼吸音。心前区无隆起，心率70次/分，律齐，各瓣膜听诊区未闻及病理性杂音。腹软，无压痛，肝脾未触及，肝肾区无叩痛。脊柱四肢无畸形，双下肢无水肿。双足背动脉搏动正常。生理反射存在，病理反射未引出。面神经叩击征（Chvostek征）和束臂加压征（Trousseau征）均为阳性。

> 辅助检查

- 血清离子钙1.89mmol/L，镁0.66mmol/L，磷2.00mmol/L。
- 尿液分析（干化学检测）：尿蛋白1+。
- 磷酸肌酸激酶253.3IU/L，乳酸脱氢酶259I U/L，急诊测钙1.80mmol/L。
- 尿离子检测：钾20.54mmol/24h，氯138.40mmol/24h，尿磷3.49mmol/24h，尿钙2.3mmol/24h。
- 糖代谢指标（馒头餐试验）。C肽（0min、30min、120min）：1.39ng/mL、7.85ng/mL、15.32ng/mL。胰岛素（0min、30min、120min）：7.81mU/L、151.41mU/L、293.73mU/L。血糖（0min、30min、120min）：3.56mmol/L、8.37mmol/L、9.69mmol/L，血清果糖胺264.9mmol/L，糖化血红蛋白5.9%。
- 血管超声：①右侧隐—股静脉瓣膜功能不全，反流Ⅰ度。②双侧颈动脉血流通畅，未见明显狭窄及闭塞。③双侧颈内、外静脉血流通畅，未见明显血栓形成。④双下肢动脉血流通畅，未见明显狭窄及闭塞。⑤双下肢静脉血流通畅，未见明显

血栓形成。

● 甲状腺：①甲状腺实质回声欠均声像（请结合甲功全套）。②双颈Ⅰ～Ⅲ区内可见多个淋巴结，部分肿大。甲功正常。

● 垂体激素全套（化学发光法）：生长激素3.89ng/mL，泌乳素58.2ng/mL，卵泡刺激素5.29mIU/mL，促黄体生成素50.70mIU/mL，雌二醇321pg/mL，孕酮0.35ng/mL，睾酮20ng/dL。垂体MRI平扫+增强：蝶鞍无扩大，鞍底无下陷，垂体上缘平直，高度约5.6mm。其内信号均匀，垂体柄居中，视交叉未见受压推移，动态增强扫描示垂体均匀强化。垂体高度约5.6mm，信号未见明显异常。

● 肾上腺CT平扫+增强：双侧肾上腺内、外肢粗细正常，接合部呈三角形，平扫及增强未见异常强化。肾上腺素皮质激素全套（发光法）8am：皮质醇103.40ng/mL，促肾上腺皮质激素14.07pg/mL；肾上腺素皮质激素全套（发光法）4pm：皮质醇88.21ng/mL，促肾上腺皮质激素6.15pg/mL；肾上腺素皮质激素全套（发光法）12pm：皮质醇25.54ng/mL，促肾上腺皮质激素4.42pg/mL。

● 骨代谢：25-羟维生素D 73.68nmol/L，碱性磷酸酶50.5IU/L，降钙素＜0.500pg/mL，钙1.69mmol/L↓，无机磷1.88mmol/L↑。

● 腹部彩超：肝脏、胆囊、胆管显示段、胰腺、脾脏、双肾未见明显异常声像。

● 胸部CT：右肺上叶前段、右肺中叶外段实性微结节，随诊。

● 24h动态心电图：正常范围心电图。24h动态血压：监测时间内血压正常，昼夜节律减弱。

【解析】

甲状旁腺功能减退症（hypoparathyroidism，HP）是指甲状旁腺激素分泌减少或作用不足引起的钙磷代谢异常的综合征。分为继发性、特发性和假性。颈部手术、颈部放射线治疗、代谢性疾病浸润性破坏甲状旁腺、药物均可引起继发性甲状旁腺功能减退；特发性的病因未明，可行基因检测是否存在变异；假性甲状旁腺功能减退（pseudohypoparathyroidism，PHP）的PTH正常，是PTH的生物学作用下降所致，假性甲旁减（pseudopseudohypoparathyroidism，PPHP）是指存在假性甲状旁腺功能减退的特殊体型，但无相应的生化异常。PHP 与PPHP是一组对PTH抵抗的遗传综合征。

由于PTH不足，血钙降低、血磷升高、尿钙尿磷降低。主要表现为低钙血症引起的神经肌肉兴奋性增高，可伴有骨、器官的改变或畸形。

治疗原则：①急性低钙血症的处理原则为补充钙剂和活性维生素D，并需纠正低镁血症。治疗目标为将血钙升至正常低值或略低，缓解临床症状和低血钙的并发症。同时，避免继发的高钙血症和高钙尿症。②补充钙剂，对有手足搐搦等低钙血症症状及体征的患者，均需积极采取静脉补钙治疗。用10%葡萄糖酸钙溶液10～20mL缓慢静脉推注（含90～180mg元素钙，10～20min推注完），通常症状立即缓解。如果症状复发，必要时可重复。对于症状反复多次出现且难以缓解者，可持续静脉滴注钙剂，每日补充500～1000mg元素钙，维持血清钙2.0mmol/L左右即可；若发作严重，可短期内辅以地西泮或苯妥英钠肌内注射，以迅速控制搐搦与痉挛。如低血钙仍然不能纠正，症状不能缓解，可同时口服每日1000～2000mg元素钙。③使用活性维生素D，骨化三醇常用剂量为0.25～2μg/d或更大剂量，分次口服。④纠正低镁血症，严重低镁血症（低于0.4mmol/L）患者可出现低钙血症和手足搐搦。因此，在补充钙剂和维生素D的同时，对于病程长、低血钙难以纠正者，应予以补镁，以提高疗效。给予10%硫酸镁溶液10～20mL缓慢静脉注射（用时10～20min），如血镁仍低，1h后重复注射。除静脉注射外，还可口服氯化镁3g/d或静脉滴注10～14mmol/L，肾排泄镁功能正常的患者尿镁可作为体内镁补充适量的指标。

知识拓展

甲状旁腺功能减退的诊断流程（图 2-5）

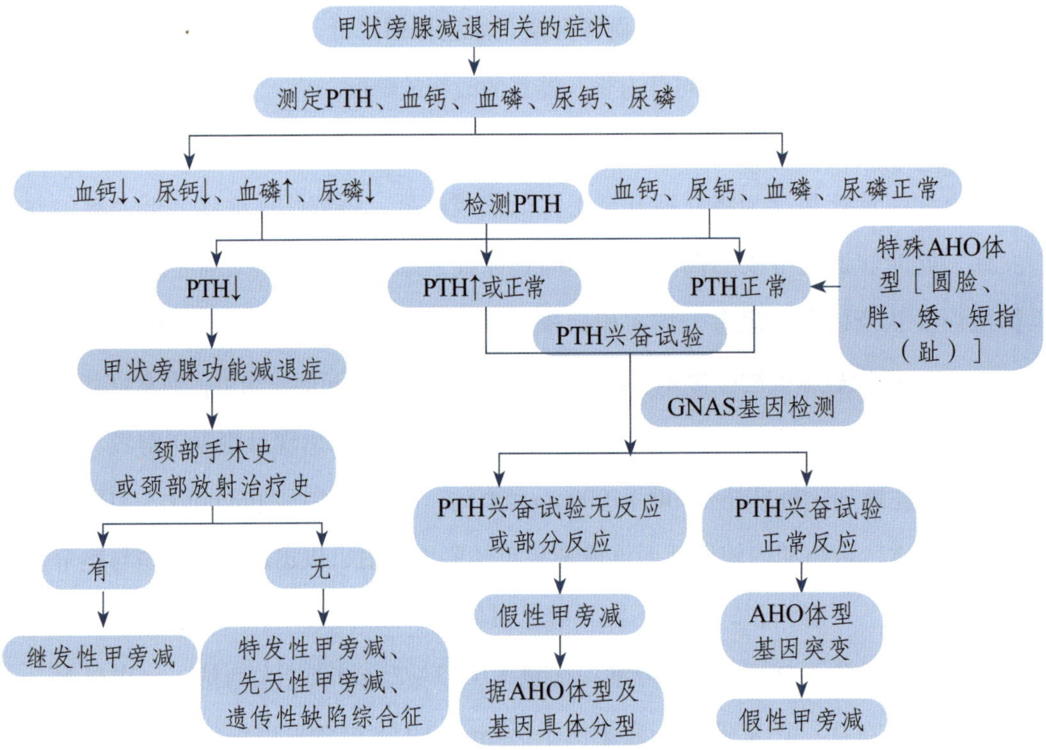

图 2–5　甲状旁腺功能减退的诊断流程

参考文献

[1] 中华医学会骨质疏松和骨矿盐疾病分会, 中华医学会内分泌分会代谢性骨病学组. 甲状旁腺功能减退症临床诊疗指南[J]. 中华骨质疏松和骨矿盐疾病杂志, 2018, 11(4): 323-337.

[2] 徐玉善, 江艳. 内分泌常见疾病诊断思路及试验流程简析[M]. 昆明: 云南科技出版社, 2021.

[3] Gafni R I, Collins M T. Hypoparathyroidism[J]. N Engl J Med, 2019, 380(18): 1738-1747.

[4] Orloff L A, Wiseman S M, Bernet V J, et al. American Thyroid Association statementon postoperative hypoparathyroidism: diagnosis, prevention, and management in adults[J]. Thyroid, 2018, 28(7): 830-841.

[5] Yao L, Guyatt G, Ye Z, et al. Methodology for the guidelines on evaluation and management of hypoparathyroidism and primary hyperparathyroidism[J]. J Bone Miner Res, 2022, 37(11): 2404-2410.

[6] Khan A A, Bilezikian J P, Brandi M L, et al. Evaluation and management of hypoparathyroidism summary statement and guidelines from the second international workshop[J]. J Bone Miner Res, 2022, 37(12): 2568-2585.

第六节　亚急性甲状腺炎

【病例】

> 基本信息

女性患者，31岁。

> 主诉

颈痛、发热、心悸1周。

> 现病史

患者1周前受凉后出现颈痛、发热，疼痛向耳后、头部放射，无咽痛、吞咽困难，无鼻塞、流涕。傍晚出现发热，最高体温38.1℃，无畏寒、寒战，自服“克感敏”治疗后体温下降至正常。伴心悸，无明显怕热、多汗、易饥多食、体重减轻，无头昏、黑矇、胸闷、胸痛。病程中，精神、饮食欠佳，大、小便正常，体重无明显变化。

> 既往史、个人史、婚育史、家族史

否认心脑血管、肺、肾、其他内分泌系统等重要脏器疾病史及传染病史。否认外伤史。否认手术史。否认输血史。否认药物及食物过敏史。预防接种史不详。否认疫区旅居史。无烟酒嗜好。11岁月经初潮，每次5～7天，周期31天，29岁结婚，未生育。家族中无遗传性疾病史，无甲状腺相关疾病病史。

> 体格检查

T：36.5℃。P：90次/分。R：20次/分。BP：113/80mmHg。身高：160cm。体重：53kg。BMI：20.7kg/m^2。一般情况可，全身皮肤黏膜无黄染，咽稍充血，双侧扁桃体无肿大，双眼无突出，双侧甲状腺Ⅱ°肿大，质硬，压痛明显。双肺呼吸音清，未闻及干、湿啰音及病理性呼吸音。心界无扩大，心率90次/分，律齐，各瓣膜听诊

区未闻及病理性杂音。腹平软，无压痛、反跳痛，肝脾未触及。双手细颤征（－），双下肢无水肿，生理反射存在，病理反射未引出。

> 辅助检查

●血常规：白细胞9.00×10^9/L，中性粒细胞绝对值5.74×10^9/L，血红蛋白141g/L，血小板301×10^9/L，红细胞4.1×10^{12}/L。

●血生化：天冬氨酸氨基转移酶21IU/L，丙氨酸氨基转移酶22IU/L，血糖5.1mmol/L，低密度脂蛋白胆固醇2.87mmol/L。

●甲功：三碘甲状腺原氨酸2.63ng/mL（↑），甲状腺素142ng/mL（↑），游离三碘甲状腺原氨酸6.16pg/mL（↑），游离甲状腺素23.87pg/mL（↑），促甲状腺激素0.06μIU/mL（↓），甲状腺微粒体抗体＞1000%（↑），甲状腺球蛋白抗体＞2800%（↑），反三碘甲状腺原氨酸1.1ng/mL，促甲状腺受体抗体0.25IU/L。

●红细胞沉降率：45mm/h。

●甲状腺超声：甲状腺体积增大，实质回声不均，双侧甲状腺区可探及片状低回声区，左侧约1.1cm × 1.2cm，右侧约0.9cm × 0.7cm。

●甲状腺摄碘率检查：2h摄碘率3.7%，4h摄碘率2.5%，24h摄碘率0.4%。3次甲状腺摄碘-131试验结果低于正常，甲状腺摄碘功能低于正常。

> 诊治经过

患者症状、体征及检查结果符合亚急性甲状腺炎诊断，血糖正常，否认既往肝炎、结核、胃溃疡等消化道疾病病史。给予泼尼松10mg po tid抗感染止痛治疗，服药第二天患者颈痛明显缓解，无发热。服药2周后复诊，患者甲状腺Ⅰ°，质中等，无明显压痛，予减量泼尼松10mg po bid继续用药。

> 诊断

亚急性甲状腺炎。

> 治疗及随访

清淡饮食，加强锻炼，避免呼吸道感染，继续服泼尼松片，同时辅以胸腺肽肠溶片、板蓝根片。嘱患者每周减量1粒，1个月后复查甲状腺超声、血常规、红细胞沉降率。内分泌科随诊。

【解析】

亚急性甲状腺炎为非化脓性甲状腺炎，是一种变态反应性甲状腺暂时性炎症，具有自限性。一般认为与病毒感染有关，发病前常有上呼吸道感染病史，此外，还与肠道病毒的感染发病高峰存在相关性。近年来发现部分亚甲炎患者有自身免疫抗体存在，其效价滴度与病期相一致。

亚急性甲状腺炎多数起病急，主要表现为畏寒、高热、甲状腺区疼痛或压痛。疼痛可向颌下、耳后、颈后放射，病变的甲状腺肿大、坚硬、压痛明显。部分患者可有甲状腺毒症表现。当甲状腺滤泡因感染被破坏，在未修复前，临床上可能转为甲减，而后期甲状腺炎肿痛逐渐缓解，症状好转，甲状腺功能逐渐恢复正常，一般很少出现永久性甲减。

治疗原则：①注意休息。②早期治疗以减轻炎症反应、缓解疼痛，可选用非甾体类抗炎药物。③糖皮质激素治疗，泼尼松10mg po tid，用药后症状缓解，每周递减至5mg/d，疗程1～2个月。停药后如复发，可重复治疗。伴有甲状腺毒症患者治疗，可使用普萘洛尔，监测心率，甲功恢复正常立即停用；伴甲状腺功能减退患者治疗，使用甲状腺激素替代治疗，定期复查甲功，逐渐减量至停用。上呼吸道感染的治疗。

知识拓展

甲状腺摄碘率检查

●原理：甲状腺摄碘率检查是一种评估甲状腺功能的重要方法，通过测量甲状腺对放射性碘-131的摄取量来反映甲状腺的功能状态。

●检查过程：患者需要在早晨空腹状态下口服含有放射性碘-131的溶液或胶囊，剂量通常为2～5μCi（微居里）。测量放射性计数：在服药后的2h、4h、6h和24h，分别使用甲状腺功能仪测定甲状腺部位释放的γ射线，与标准源的放射性计数进行比较，得出不同时间点的甲状腺摄碘率。

●结果判读：①正常人的甲状腺摄碘率随时间逐渐上升，24h达到高峰。2h摄碘率为10%～30%，4h为15%～40%，24h为25%～60%。②甲状腺功能亢进性甲亢，摄碘率增高，高峰可能前移至3～6h。③甲状腺功能减退（甲减），摄碘率降低，曲线上升速度缓慢，各时间点的摄碘率均低于正常。④非甲状腺功能亢进性甲亢，摄碘率降低，曲线上升速度缓慢，各时间点的摄碘率均低于正常，与增高的甲状腺功能形成分离曲线。

注意事项：检查前2～4周禁食含碘丰富的食物，停用抗甲状腺药物及含碘药物；妊娠期及哺乳期妇女禁行本项检查；如果近期做过放射性核素或造影检查者，应暂缓进行此项检查。

参考文献

[1] 徐玉善, 江艳. 内分泌常见疾病诊断思路及试验流程简析[M]. 昆明: 云南科技出版社, 2021.

[2] Mariani G, Tonacchera M, Grosso M, et al. The role of nuclear medicine in the clinical management of benign thyroid disorders, part 2: nodular goiter hypothyroidism, and subacute thyroiditis[J]. J Nucl Med, 2021, 62(7): 886-895.

[3] Lui D, Lee C H, Woo Y C, et al. Thyroid dysfunction in COVID-19[J]. Nat Rev End Ocrinol, 2024, 20(6): 336-348.

[4] Trimboli P, Camponovo C, Scappaticcio L, et al. Thyroid sequelae of COVID-19: asystematic review of reviews[J]. Rev Endocr Metab Disord, 2021, 22(2): 485-491.

[5] Stasiak M, Lewinski A. New aspects in the pathogenesis and management of subacute thyroiditis[J]. Rev Endocr Metab Disord, 2021, 22(4): 1027-1039.

第七节　慢性淋巴细胞性甲状腺炎

【病例】

> 基本信息

女性患者，50岁。

> 主诉

发现颈部增粗半年。

> 现病史

患者半年前无明显诱因出现颈部增粗，无颈痛、咽痛、吞咽困难、呼吸困难，无怕冷、畏寒、乏力、便秘、水肿，无心悸、手抖、怕热、多汗，平素饮食、睡眠正常，大、小便均正常，体重无明显变化。

> 既往史、个人史、婚育史、家族史

否认心脑血管、肺、肾、其他内分泌系统等重要脏器疾病史及传染病史。否认外伤史。否认手术史。否认输血史。预防接种史不详。否认药物及食物过敏史。否认疫区旅居史。否认吸烟。13岁月经初潮，每次5～7天，周期30天，49岁绝经。25岁结婚，27岁顺产1子，生产过程顺利，哺乳1年。无遗传性疾病史，无甲状腺相关疾病病史。

> 体格检查

T：36.5℃。P：78次/分。R：19次/分。BP：121/80mmHg。身高：162cm。体重：62kg。BMI：23.62kg/m^2。一般情况可，神清，对答切题，皮肤巩膜无黄染，颜面无水肿，咽无充血，双侧扁桃体无肿大，双眼无突出，双侧甲状腺Ⅱ°肿大，质韧，无压痛。双肺呼吸音清，未闻及干、湿啰音及病理性呼吸音。心界无扩大，心率78次/分，律齐，各瓣膜听诊区未闻及病理性杂音。腹稍膨隆，无压痛、反跳痛，

肝脾未触及。双下肢无水肿，生理反射存在，病理反射未引出。

> 辅助检查

● 甲状腺功能：三碘甲状腺原氨酸1.23ng/mL，甲状腺素88.00ng/mL，游离三碘甲状腺原氨酸2.52pg/mL，游离甲状腺素11.53pg/mL，促甲状腺激素3.80μIU/mL，甲状腺微粒体抗体>1000%（↑），甲状腺球蛋白抗体>2800%（↑），反三碘甲状腺原氨酸0.51ng/mL。

● 甲状腺超声：双侧甲状腺体积增大，实质回声不均，呈“网格”样改变。

> 诊治经过

定期复查甲功、甲状腺B超。

> 诊断

桥本甲状腺炎。

> 治疗及随访

6个月至1年复查甲功及甲状腺B超。

【解析】

慢性淋巴细胞性甲状腺炎（chronic lymphocytic thyroiditis）又称桥本甲状腺炎或自身免疫性甲状腺炎。特征为甲状腺实质淋巴细胞浸润及纤维化，伴有血清中存在抗甲状腺抗体及甲功异常。其病因及发病机制尚未完全明确，目前公认这是一种自身免疫性疾病。

本病可发生于任何年龄，多见于中年妇女，起病隐匿，病情发展缓慢。可有甲状腺肿大，质地韧，无压痛，可因甲状腺肿大压迫气管、食管、喉返神经等引起相应症状。甲状腺功能在病程早期基本正常，少数可表现为桥本甲亢，但伴随病程进展，甲状腺腺体破坏增多，而出现甲减表现。此外，本病可伴随其他自身免疫性疾病。

对于甲状腺轻度肿大，甲状腺功能正常者，进行定期复查随诊；对于桥本甲亢患者，使用抗甲状腺药物治疗；对于桥本甲减患者，使用甲状腺素替代治疗；对于甲状腺迅速肿大并伴有局部疼痛或压迫症状的患者，可用糖皮质激素短期抑制治疗；对于甲状腺迅速肿大的患者应排除肿瘤，如存在邻近器官压迫时应考虑手术治疗。

知识拓展

自身免疫性多内分泌综合征

自身免疫性多内分泌综合征（autoimmune polyendocrine syndrome，APS）是一系列临床症状的总称，其特征是免疫耐受机制的破坏导致多个内分泌腺功能受损。这种综合征不仅影响内分泌腺，还可能涉及非内分泌器官，造成脱发、白癜风、乳糜泻以及导致维生素B_{12}吸收不良的自身免疫性胃炎等病症。

自身免疫性多内分泌综合征是潜伏的，其特征是循环自身抗体和受影响组织或器官的淋巴细胞浸润，最终导致器官衰竭。该综合征的发病年龄跨度广泛，从婴儿到老年人都可能受到影响，且在患者的一生中，可能会出现该综合征的新的症状表现。

APS-1，也称为“自身免疫性多内分泌疾病-念珠菌病-外胚层营养不良”（autoimmune-polyendocrinopathy-candidiasis-ectodermal dystrophy，APECED），这是一种罕见的常染色体隐性遗传病，由自身免疫调节基因突变引起。APS-1的特征是儿童时期可能出现下述三种主要表现中的至少两种：①慢性黏膜皮肤念珠菌病。②甲状旁腺功能减退。③原发性肾上腺功能不全（Addison病）。其他典型表现包括：牙釉质发育不全、肠道疾病伴慢性腹泻或便秘、原发性卵巢功能不全、双侧角膜炎、周期性发热伴皮疹、自身免疫诱发的肝炎、肺炎、肾炎、外分泌性胰腺炎、功能性无脾症、视网膜炎、干骺端发育不良、纯红细胞再生障碍以及多关节炎。

APS-2患者的病程至少有下列三种内分泌疾病中的两种为特征：①1型糖尿病。②自身免疫性甲状腺疾病。③原发性肾上腺功能不全（Addison病）。其他自身免疫疾病包括乳糜泻、脱发、白癜风、原发性卵巢功能不全和恶性贫血等。

对于APS的治疗，需要针对各种自身免疫疾病分别进行治疗。

参考文献

[1] 中国医师协会中西医结合医师分会内分泌与代谢病学专业委员会, 桥本甲状腺炎病证结合诊疗指南编写组, 倪青. 桥本甲状腺炎病证结合诊疗指南[J]. 中华全科医学, 2024, 22(3): 361-367.

[2] 徐玉善, 江艳. 内分泌常见疾病诊断思路及试验流程简析[M]. 昆明: 云南科技出版社, 2021.

[3] Bjorklund G, Pivin M, Hangan T, et al. Autoimmune polyendocrine syndrome type 1: Clinical manifestations, pathogenetic features, and management approach[J]. Autoimmun Rev, 2022, 21(8): 103-135.

[4] Biondi B, Cappola A R, Cooper D S. Subclinical hypothyroidism: A review[J]. JAMA, 2019, 322(2): 153-160.

[5] Tomer Y. Mechanisms of autoimmune thyroid diseases: from genetics to epigenetics[J]. Annu Rev Pathol, 2014, 9: 147-156.

[6] Taylor P N, Medici M M, Hubalewska-Dydejczyk A, et al. Hypothyroidism[J]. Lancet, 2024, 404(10460): 1347-1364.

[7] Lee S Y, Pearce E N. Assessment and treatment of thyroid disorders in pregnancy and the postpartum period[J]. Nat Rev Endocrinol, 2022, 18(3): 158-171.

[8] Rose S, Ojiaku M. Patient-friendly summary of the ACR appropriateness criteria: Thyroid disease[J]. J Am Coll Radiol, 2020, 17(5): e19.

[9] Hoang J K, Oldan J D, Mandel S J, et al. ACR Appropriateness criteria(®) thyroid disease[J]. J Am Coll Radiol, 2019, 16(5S): S300-S314.

第三章
CHAPTER 3

肾上腺疾病

第一节 皮质醇增多症

【病例】

> 基本信息

女性患者，33岁。

> 主诉

体重增加4年，全身水肿、血压升高3个月余。

> 现病史

患者4年前无明显诱因出现体重增加，每年增加约4kg，未引起重视，未诊治。近半年无明显诱因出现颜面部皮肤发红、易饥、夜尿次数增多情况，患者自行控制饮食体重由90kg减至75kg。3个月前无明显诱因出现全身水肿伴泡沫尿，至当地医院就诊发现血压升高（具体不详），未予诊治。至上级医院肾内科就诊，肾功提示Cre 95.00μmol/L，予护肾等对症支持治疗（具体不详），2019年4月16日完善相关检查发现：血钾3.11mmol/L，空腹血糖11.93mmol/L，皮质醇水平异常（COR节律8am为36.89μg/dL，4pm为21.52μg/dL，12pm为42.24μg/dL），为进一步诊治，以“皮质醇节律异常查因”收住内分泌科。患病以来精神、饮食尚可，大便正常，夜尿次数增多，体重增加约3kg。

> 既往史、个人史、婚育史、家族史

10余天前住院，完善相关检查后诊断肾功能不全、左肾萎缩（结核可能）、左肾结石并积水、甲状腺结节性质待查；曾行2次剖宫产，有产后大出血情况及输血史（具体不详）；近半年月经不规律，周期由30天延长至60天，量少。

> 体格检查

T：36.0℃。P：85次/分。R：20次/分。BP：124/96mmHg。身高：158cm。体重：75kg。BMI：30.04kg/m^2。一般情况可，体型肥胖，神清，满月脸。多血质貌（图3-1），眼睑稍水肿，双眼无突出；颈软，颈部脂肪增多，双侧甲状腺未触及肿大。腹部可见数条长短不一白纹，部分稍宽呈淡红色（图3-2）。心肺（-）。双下肢无水肿，生理反射存在，病理反射未引出。

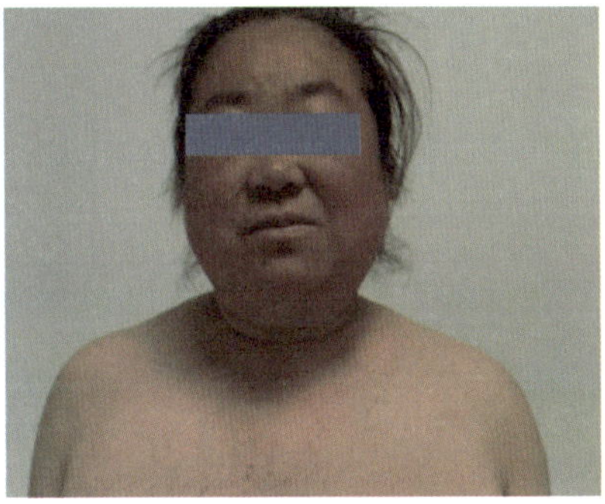

图 3-1　患者面容

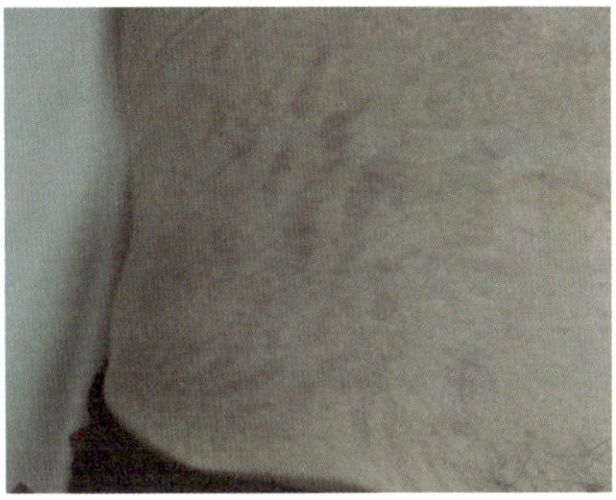

图 3-2　患者腹部皮纹

> 辅助检查

● 血皮质醇节律消失如表3-1所示。

表 3-1　血皮质醇节律

时间	皮质醇（ng/mL）	ACTH*（pg/mL）
8am	369.52 ↑	14.77
4pm	266.34 ↑	96.35 ↑
12pm	388.95 ↑	6.35

*促肾上腺皮质激素。项目参考范围：8am（皮质醇72.6～322.8ng/mL、ACTH 6～40pg/mL）；4pm（皮质醇32.4～150.0ng/mL、ACTH 3～30pg/mL）；12pm（皮质醇0～50.0ng/mL、ACTH 0～20pg/mL）。

● 小剂量地塞米松试验结果显示皮质醇未被抑制，大剂量地塞米松试验结果显示皮质醇被抑制约61%（表3-2）。

表 3-2 地塞米松抑制试验结果

项目		皮质醇（ng/mL）	ACTH*（pg/mL）
小剂量地塞米松抑制试验	抑制前	369.52↑	14.77
	抑制后	331.52↑	34.65
大剂量地塞米松抑制试验	抑制前	394.52↑	18.65
	抑制后	152.63	15.12

*促肾上腺皮质激素。项目参考范围：8am（皮质醇72.6～322.8ng/mL、ACTH 6～40pg/mL）。

●电解质结果（表3-3）提示低钾血症。

表 3-3 电解质结果

电解质	日期				
	4·16	4·17	4·24	4·29	5·2
钾（mmol/L）	3.11↓	3.08↓	2.89↓	2.67↓	2.54↓
钠（mmol/L）	141.7	142.2	146.4	145.7	146.2
氯（mmol/L）	100.2	98.0	105.8	108.3	104.4

注：参考范围为钾离子3.5～5.3mmol/L，钠离子137～147mmol/L，氯离子96～108mmol/L。

●肾功能：肌酐89.7μmol/L，尿酸721.6μmol/L；血尿同步电解质：血钾2.89mmol/L，尿钾38.36mmol/L。

●空腹血糖：11.93mmol/L，糖化血红蛋白7.8%。

●尿常规：尿糖1+、酮体（–）、蛋白质（–）、尿白细胞（–）、尿红细胞（–）。

●垂体激素：促乳素4.97ng/mL，生长激素0.06ng/mL，促卵泡生成激素5.14mIU/mL，黄体生成素0.66mIU/mL，雌二醇10.0pg/mL。

●三大常规、肝功、血脂、甲功、血管炎抗体、免疫球蛋白及补体、ANCA、醛固酮立卧位试验、早期肾损伤、肿标均未见异常。

●2019年4月27日垂体平扫+增强：垂体右份微腺瘤0.9cm×0.9cm（如图3-3所示）。

●2019年4月29日中腹部CT平扫：双侧肾上腺明显增粗（如图3-4所示），左侧明显；左肾体积缩小，TB或其他。

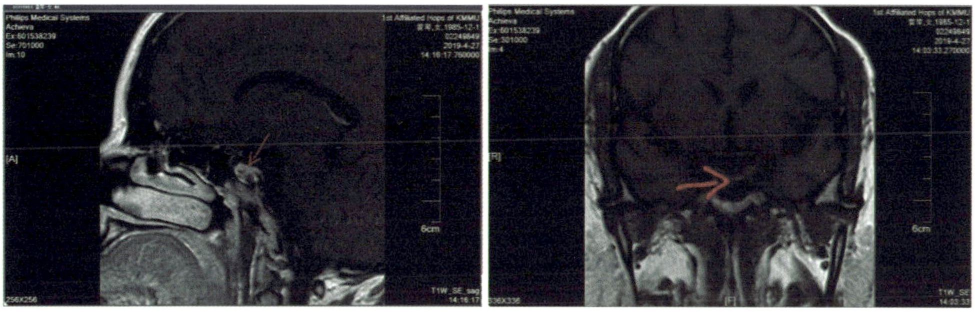

（a）矢状位　　　　　　（b）冠状位

图 3–3　垂体平扫 + 增强

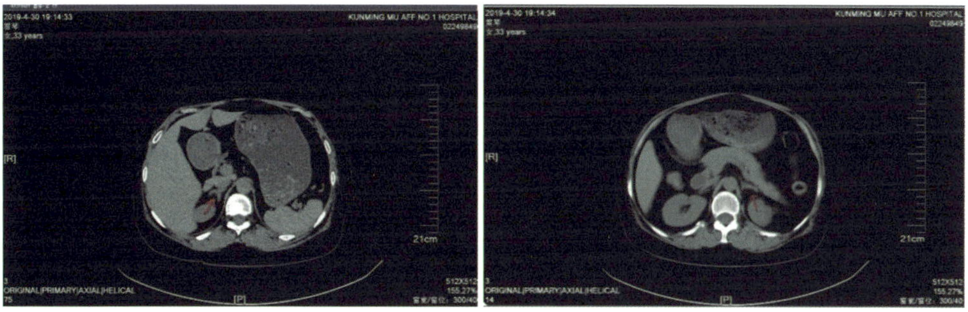

图 3–4　中腹部 CT

● 2019年5月7日肾动态显像：①左肾血流灌注减低，肾小球滤过功能中–重度受损，上尿路引流梗阻。②右肾血流灌注、肾小球滤过功能正常，上尿路引流通畅。骨密度：骨量减少（Z值–2.0）。

> 诊治经过

患者存在库欣外貌；伴高血压、高血糖、低钾血症；检查发现COR节律异常且明显升高；ACTH不被抑制；COR小剂量地塞米松不能抑制，大剂量地塞米松可被抑制；下丘脑—垂体—性腺轴被抑制，结合患者垂体磁共振提示垂体右份微腺瘤（0.9cm × 0.9cm），考虑于ACTH依赖性库欣综合征（库欣病）、垂体ACTH微腺瘤。遂转神经外科行经鼻蝶窦垂体瘤切除术。术后次日皮质醇38.2ng/mL（↓），ACTH 6.3pg/mL，病检示垂体腺瘤。病理活检及免疫组化结果显示：CK（+）、VIM（–）、PLAP（–）、Inhibin（–）、TSH（–）、FSH（–）、LH（–）、PRL（–）、SMLL–4（–）、OCT–4（–）、生长激素（–）、ACTH（–）、P53（–）、KI–67（–）、CD10（–）、BCL–6（–）、MUM–1（–）、CD3（–）、CD20（–）、BCL–2（+）、

PAX-5（-），病理诊断：HE及免疫组化结果支持ACTH-PRL-LH垂体腺瘤。

> 诊断

ACTH依赖性库欣综合征（库欣病）、垂体ACTH微腺瘤、低钾血症、继发性糖尿病、继发性高血压、慢性肾功能不全。

> 治疗及随访

术后予泼尼松5mg po bid。患者于半个月后自行停药，术后1个月ACTH-COR节律均在正常范围（8am：皮质醇92.43ng/mL，ACTH 13.28pg/mL，血钾3.9mmol/L）。3个月后门诊复查垂体MRI未见明显复发征象，月经恢复正常，每次3天，间隔28～30天。术后1年复查三大常规、垂体激素、甲状腺功能、性激素、免疫球蛋白及补体均未见明显异常，血压、血糖、血钾均正常，骨密度提示正常。

【解析】

库欣综合征（cushing syndrome，CS）又称皮质醇增多症，是由各种病因导致的高皮质醇血症。从病因上分类，可分为ACTH（促肾上腺皮质激素）依赖和ACTH非依赖性，前者包括垂体分泌ACTH的腺瘤和异位分泌ACTH的肿瘤，占病因的70%～80%，后者是肾上腺肿瘤或增生自主分泌过量皮质醇所致，占病因的20%～30%。

本例患者为中年女性，有高血压、低血钾、高血糖、肾性失钾、满月脸、多血质面貌、向心性肥胖、腹部紫纹等典型的库欣综合征症状及体征，血皮质醇明显升高、ACTH不被抑制，COR节律消失，小剂量地塞米松抑制试验不被抑制，大剂量地塞米松抑制试验被抑制大于50%，垂体磁共振提示垂体右份微腺瘤，不考虑异位ACTH综合征，诊断考虑ACTH依赖性库欣综合征（库欣病）。大剂量地塞米松抑制试验鉴别库欣综合征与异位ACTH综合征的敏感性为60%～80%，特异性80%～90%。对于ACTH依赖性库欣综合征，其临床、生化、影像学检查结果不一致或难以鉴别病因时，建议行双侧岩下窦静脉取血（BIPSS）+去氨加压素（DDAVP）兴奋试验，以鉴别ACTH来源。

库欣综合征首选手术治疗，经蝶窦入路手术是目前治疗该病公认的安全、有效的微创治疗方法。术后可做垂体直线加速器放疗，以降低发生Nelson综合征的风险。本案例患者请神经外科会诊后行经鼻蝶窦垂体瘤切除术，术后复查2次指标均恢复正常，血压、血糖恢复正常，考虑经手术治疗后完全缓解。

手术治疗作为库欣病的一线治疗方法，具有安全、高效的特点。案例中患者为典型的垂体瘤术后治疗效果较好，术后患者完全缓解，但术后激素替代治疗时间过短，由于该病的复发率较高，因而需要对患者进行长期随访，监测患者下丘脑—垂体—肾上腺轴功能，若术后7天内清晨血皮质醇＜138mmol/L（5μg/dL）或UFC＜28～56nmol/dL（10～20μg/dL），垂体微腺瘤术后缓解率为73%～76%，但垂体大腺瘤仅43%，术后疗效与患者年龄、肿瘤大小、术者经验、肿瘤是否侵袭硬膜有关。同时要加强相关临床代谢指标检测，防治相关并发症。

知识拓展

地塞米松抑制试验

●原理：地塞米松是一种合成的类固醇激素，其效应相当于皮质醇的30～40倍，对垂体ACTH分泌有很强的抑制作用，但对血、尿皮质醇测定影响不大。正常情况下，当糖皮质激素升高，观察血和尿皮质醇以及血浆ACTH的变化，可以反映下丘脑—垂体—肾上腺皮质功能是否正常。该试验是最常用的负荷试验，且较为安全，应熟练掌握。地塞米松抑制试验包括“午夜1mg法”、小剂量地塞米松抑制试验、大剂量地塞米松抑制试验。

●方法（“午夜1mg法”）：第1天留24h尿测尿游离皮质醇（UFC），并于8am采血测血浆ACTH和血浆皮质醇作为对照。11pm至12pm顿服地塞米松1mg，第3天8am再次采血测血浆ACTH和皮质醇。

●结果判断：正常人和库欣综合征在服药后皮质醇＜50nmol/L。库欣综合征和异位ACTH综合征在服药后皮质醇仍＞50nmol/L。

小剂量地塞米松抑制试验

●方法：第1天留24h尿测尿游离皮质醇（UFC），并于8am采血测血浆ACTH和血浆皮质醇作为对照。第2天开始口服地塞米松0.5mg，q6h（每6h 1次），连服2天。第3天再次留24h尿测UFC，第4天8am采血测血浆ACTH和血清皮质醇。主要鉴别正常人与皮质醇增多症。

●结果判断：正常人服药后24h UFC降至69.0nmol以下或比对照值抑制率＞30%，血清皮质醇降至＜50nmol/L；单纯性肥胖者服药后24h UFC降至110.4nmol

以下，或比对照值抑制率>30%，血清皮质醇降至138.0nmol/L以下或比对照值抑制率>50%，血浆ACTH降5.5pmol/L以下；皮质醇增多症患者服药后24h UFC、血浆ACTH及血清皮质醇无明显下降，血清皮质醇>140nmol/L（5μg/dL）。

大剂量地塞米松抑制试验

●方法：第1天留24h尿测尿游离皮质醇（UFC），并于8am采血测血浆ACTH和血浆皮质醇作为对照。第2天开始口服地塞米松2mg，q6h，连服2天。第5天再次留24h尿测UFC，第6天8am采血测血浆ACTH和血清皮质醇。

●结果判断：肾上腺皮质增生抑制后24h UFC、血清皮质醇及血浆ACTH值比正常对照值下降50%以上，少数患者（20%～30%）抑制值下降<50%。肾上腺皮质腺瘤或癌和异位ACTH分泌患者抑制值下降<50%。

皮质醇增多症的筛查流程（图3-5）

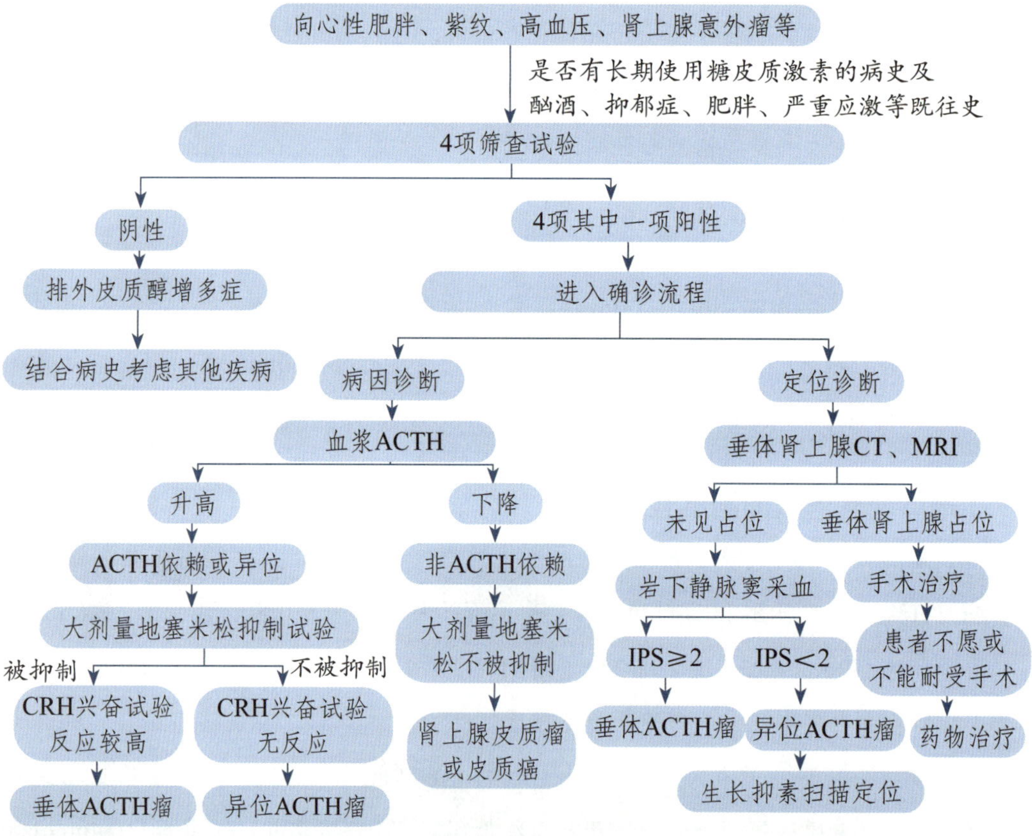

图3-5　皮质醇增多症的筛查流程

参考文献

[1] 葛均波, 徐永建, 王辰. 内科学（第9版）[M]. 北京: 人民卫生出版社, 2018.

[2] 冯铭, 卢琳, 陆召麟, 等. 美国库欣综合征治疗指南（2015版）解读[J]. 中华医学杂志, 2016, 96(31): 2452-2453.

[3] Grossman A B, Howlett T A, Perry L, et al. CRF in the differential diagnosis of Cushing's syndrome: a comparison with the dexamethasone suppression test[J]. Clin Endocrinol (Oxf), 1988, 29(2): 167-178.

[4] Deipolyi A R, Alexander B, Rho J, et al. Bilateral inferior petrosal sinus sampling using desmopressin or corticotropic-releasing hormone: a single-center experience[J]. J Neurointerv Surg, 2015, 7(9): 690-693.

[5] Deipolyi A R, Alexander B, Rho J, et al. Bilateral inferior petrosal sinus sampling using desmopressin or corticotropic-releasing hormone: a single-center experience[J]. J Neurointerv Surg, 2015, 7(9): 690-693.

[6] 徐玉善, 江艳. 内分泌常见疾病诊断思路及试验流程简析[M]. 昆明: 云南科技出版社, 2021.

[7] 汪强, 郭晓鹏, 高路, 等. 库欣病术后不同阶段不同切点值的皮质醇水平与长期疗效的相关性分析[J]. 中国医学科学院学报, 2017, 39(1): 140-144.

[8] 刘乾坤. 神经内镜经鼻蝶治疗侵袭性垂体腺瘤切除程度的影响因素分析值[D]. 郑州: 郑州大学, 2020.

[9] 何新尧, 陈晓, 施秀华, 等. 垂体性库欣病手术疗效分析[J]. 中华神经外科疾病研究杂志, 2013, 12(06): 535-539.

[10] 张文泰, 王任直, 冯铭. 库欣病患者术后即刻缓解影响因素分析[J]. 中国现代神经疾病杂志, 2021, 21(8): 665-669.

第二节 原发性醛固酮增多症

【病例】

> 基本信息

女性患者，61岁。

> 主诉

发现血压升高10余年，乏力伴血压波动半年。

> 现病史

患者10年前于当地医院体检时发现血压升高（具体数值不详），诊断为“原发性高血压”，长期口服降压药治疗（具体药物及用法用量不详），此期间监测血压控制可。半年前无明显诱因出现全身乏力，无明显缓解及加重因素，偶有大汗、心悸，无阵发性血压升高、头痛，无视物旋转、视物模糊、黑矇，无胸闷、胸痛、呼吸困难等不适，当地医院就诊测血压165/105mmHg，血钾2.33mmol/L，分别予盐水负荷试验和卡托普利试验提示醛固酮分泌未被抑制，肾上腺增强CT提示左侧肾上腺小结节，腺瘤待排，考虑诊断“原发性醛固酮增多症”，予以螺内酯40mg po bid 降血压，氯化钾po 补钾等治疗后，乏力症状较前明显改善，但血压控制仍不理想（具体数值不详）。遂于2021年5月至外院调整降压方案为琥珀酸美托洛尔缓释片47.5mg+缬沙坦氨氯地平1片+螺内酯20mg qm口服至今，其间监测血压波动在（120～135/80～90）mmHg。现为行双侧肾上腺静脉取血术（AVS），明确原醛分型及确定优势分泌，由门诊收住内分泌科。自起病以来，患者睡眠差，精神、饮食尚可，大、小便正常，体重无明显改变。

> 既往史、个人史、婚育史、家族史

多次于外院发现血糖升高，未诊治。否认其他心脑血管、肺等重要脏器疾病史及传染病史。否认外伤史。否认手术史。否认输血史。否认食物及药物过敏史。预

防接种史不详。

＞体格检查

T：36.0℃。P：63次/分。R：18次/分。BP：149/82mmHg。SpO_2：98%，身高：158cm。体重：50kg。BMI：20.00kg/m^2。一般情况可，神清，对答切题，查体合作，颜面、眼睑无水肿，无满月脸、水牛背，无多毛、痤疮、皮肤紫纹，无突眼，皮肤黏膜无黄染，颈软，甲状腺未触及，双肺呼吸音清，未闻及干、湿啰音；心率63次/分，律齐，各瓣膜听诊区未闻及杂音；腹平坦，全腹软，无压痛，肝脾未触及，未闻及血管杂音，肠鸣音4次/分；双下肢无水肿，四肢肌力、肌张力正常，生理反射存在，病理反射未引出。

＞辅助检查

- 血生化（外院检查）：血钾2.33mmol/L。
- 盐水负荷试验：生理盐水输注前肾素0.59pg/mL、醛固酮621.32pg/mL、ARR 1053.08；生理盐水输注后肾素1.07pg/mL、醛固酮444.27pg/mL、ARR（血清醛固酮与血浆肾素活性比值）415.21。
- 卡托普利试验：服药前肾素5.16pg/mL、醛固酮335.68pg/mL、ARR 65.05；服药后1h肾素1.30pg/mL、醛固酮299.76pg/mL、ARR 230.58，服药后2h肾素0.69pg/mL、醛固酮287.54pg/mL、ARR 416.72。
- ACTH-COR节律正常。
- 肾上腺增强CT：左侧肾上腺小结节，腺瘤待排。
- 腹部彩超：胆囊息肉样改变，双肾结石。
- 心脏彩超：主动脉瓣、二尖瓣、三尖瓣轻度关闭不全，左心室舒张功能降低。
- 颈部血管彩超、胸部CT未见明显异常。
- 急诊葡萄糖（入院检查）：6.50mmol/L。
- 尿常规：尿潜血1+，红细胞7pg/μL。尿蛋白肌酐比值39.01mg/g。
- OGTT（馒头餐）：空腹血糖7.31mmol/L，餐后1h血糖9.53mmol/L，餐后2h血糖10.95mmol/L；同步胰岛β细胞功能：空腹C肽1.69ng/mL，餐后1h C肽3.25ng/mL，餐后2h C肽4.61ng/mL；空腹胰岛素5.34mU/L，餐后1h胰岛素22.52mU/L，餐后2h胰

岛素22.76mU/L。

●25-羟维生素D 56.35nmol/L，同型半胱氨酸16.90μmol/L，总胆红素23.3μmol/L，间接胆红素15.9μmol/L，胆碱酯酶10.1KU/L，总胆固醇6.46mmol/L，游离胆固醇2.12mmol/L，低密度脂蛋白胆固醇4.39mmol/L。糖化血红蛋白6.3%。基础8am皮质醇184.80ng/mL，促肾上腺皮质激素11.54pg/mL。“午夜1mg”地塞米松抑制试验：皮质醇23.90ng/mL，促肾上腺皮质激素3.18pg/mL。

●（肾+肾上腺+肾血管）CT平扫+增强+三维重建（如图3-6所示）：①左侧肾上腺占位（直径1.2cm，平均CT值-2HU），考虑腺瘤可能。②双肾结石。③腹主动脉、左肾动脉及肠系膜上动脉起始部散在钙斑，管腔轻度狭窄。④左肾副肾动脉。

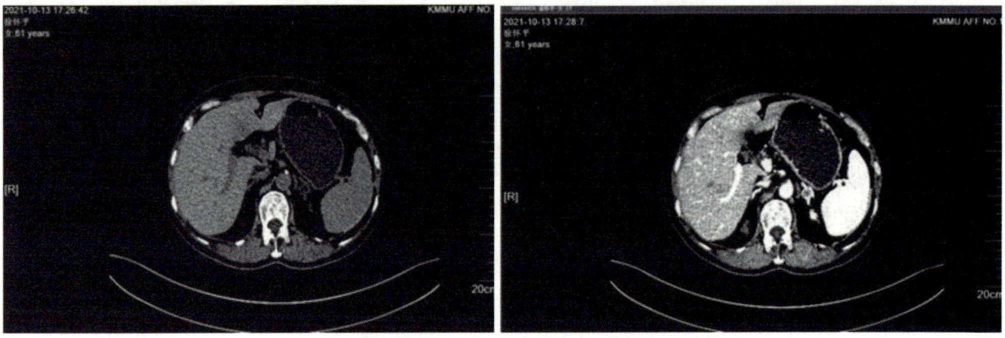

图 3-6　患者肾上腺 CT 平扫和增强图像

> 诊治经过

患者以高血压、低血钾为主要表现，外院完善卡托普利抑制试验，静脉生理盐水滴注试验阳性，原发性醛固酮增多症诊断成立。肾上腺CT提示左侧肾上腺占位，分型待定。患者手术意愿强烈，遂完善术前准备，行AVS协助分型诊断，明确患者是否存在醛固酮优势分泌。结合患者肾上腺静脉取血结果，患者左侧、优势侧指数分别为14.75和8.38，对侧单侧指数为0.21，故考虑左侧肾上腺存在醛固酮优势分泌如表3-4所示。

表 3-4　患者肾上腺静脉取血结果

项目（ACTH刺激）	醛固酮（pg/mL）	皮质醇（μg/dL）	选择指数	校正后醛固酮	单侧指数	优势侧指数
下腔（PV）	850.331	31.933		26.63		
左肾上腺（LV1）	22567.92	267.555	8.38	84.35	3.17	14.75
左肾上腺（LV2）	30456.83	648.485	20.31	46.97	1.76	8.38
左肾上腺（LV3）	28657.1	457.89	14.34	62.59	2.35	
右肾上腺（RV1）	3783.68	662.01	20.73	5.72	0.21	
右肾上腺（RV2）	510.524	27.869	0.87	18.32	0.69	

注：ACTH刺激下，术前30min开始静滴，50μg/h。

患者目前行AVS明确左侧肾上腺醛固酮优势分泌，考虑分型为肾上腺醛固酮瘤。患者有明确手术意愿，原醛手术指征明确，转至泌尿外科于2021年10月26日行腹腔镜下左侧肾上腺切除术，术中左侧肾上腺全切，术后病检提示：左肾上腺（皮质腺瘤）。

> 诊断

原发性醛固酮增多症（左侧醛固酮瘤）、左侧肾上腺切除术后、2型糖尿病、血脂异常、维生素D不足、胆囊息肉样改变、双肾结石。

> 治疗及随访

术后患者恢复良好，术后第1天血钾：2.90mmol/L。术后第2天血钾：3.03mmol/L。术后1个月复查血钾：4.01mmol/L。降压药物全部停用下血压控制在（110～135/70～85）mmHg之间。

【解析】

原发性醛固酮增多症（primary aldosteronism，PA）简称原醛症、原醛，又称为Conn综合征，指肾上腺皮质自主分泌醛固酮，导致体内潴钠排钾，血容量增多，肾素–血管紧张素系统活性受抑制，临床主要表现为高血压和低血钾。研究发现，醛固酮过多是心肌肥厚、心力衰竭和肾功能受损的重要危险因素，与原发性高血压患者相比，原醛症患者心脏、肾脏等高血压靶器官损害更为严重，因此早期诊断就显得至关重要，目前推荐对高血压，特别是难治性高血压及新诊断高血压人群进行原醛症筛查对临床工作有着现实的指导意义。

目前PA的诊断仍遵循三步法，包括：筛查、确诊/排除试验、亚型诊断（区分单侧和双侧病变）。《中国原发性醛固酮增多症专家共识》推荐：将血清醛固酮与血浆肾素活性比值（aldosterone renin activity ratio，ARR）作为PA的首选筛查指标。由于ARR诊断PA的灵敏度较高，且方法简单可行，特别是可在门诊开展随机检测，所以能在很大程度上提高PA的检出率，使部分患者得到早期诊断和治疗。

ARR检查具有一定的假阳性，经初步筛查后需选择一种或几种确诊试验来避免被过度诊断，目前主要有4种PA确诊试验：口服高钠饮食试验、氟氢可的松抑制试验、生理盐水试验及卡托普利抑制试验。考虑到ARR较低的特异性，ESH（欧洲高血压学会）共识仍然推荐筛查阳性的患者应接受≥1种确诊试验，以明确诊断。对于合并自发性低钾血症、血浆肾素水平低于可检测水平［PRA＜0.2μg/（L·h）或DRC＜5mU/L］且PAC＞20ng/dL（550pmol/L）的患者可直接诊断PA而无须行确诊试验。

PA主要分为5型，即醛固酮瘤、特发性醛固酮增多症（idiopathic hyperaldosteronism，IHA）、原发性肾上腺皮质增生、糖皮质激素可抑制性原发性醛固酮增多症（glucocorticoid-remediable aldosteronism，GRA）及分泌醛固酮的肾上腺皮质癌。PA的分型诊断一直是临床诊断的难点，其在很大程度上影响了患者治疗方案的选择。肾上腺静脉采血（adrenal vein sampling，AVS）仍然是PA亚型诊断的最佳方法，其灵敏度和特异度均可达到90%以上，明显优于肾上腺CT（灵敏度和特异度分别为78%和75%）。AVS的结果判定取决于采血方式，无ACTH刺激时，测定左右两侧醛固酮与皮质醇比值之比，如＞2，升高侧则为优势侧；而有ACTH刺激时，左右两侧醛固酮与皮质醇比值之比＞4，则升高侧为优势侧。

对于所有可能进行肾上腺手术的患者，应通过AVS明确有无优势分泌；对于年轻（年龄＜35岁）合并自发性低钾血症、醛固酮大量分泌（醛固酮＞30ng/dL），且CT扫描符合单侧腺瘤、对侧肾上腺正常的患者，可直接手术而无须进行AVS检查。CT作为首选的肾上腺成像技术，有助于排除分泌醛固酮的肾上腺皮质癌，并提供肾上腺静脉的解剖信息，但易漏诊（如直径＜1cm的肿瘤），且不能提供功能信息。

PA的治疗目标是控制血压、纠正低钾血症，减少高血压所致靶器官损伤，阻断醛固酮作用，减少过量醛固酮所致的心血管负面效应。其治疗方案主要取决于病因和患者对药物的反应，包括手术治疗和药物治疗。对于醛固酮瘤及原发性肾上腺皮质增生患者，首选手术治疗；如患者不愿手术或不能手术，则可予药物治疗；而对于IHA及GRA患者，首选药物治疗。

本例患者筛查用了ARR指标，由于卡托普利抑制试验、生理盐水输注试验均为阳性，肾上腺CT提示左侧肾上腺占位，原醛症诊断明确，为确定是否存在醛固酮优势分泌，行AVS协助明确分型。患者肾上腺静脉取血结果提示，患者左侧优势侧指数分别为14.75和8.38，对侧单侧指数为0.21，考虑左侧肾上腺存在优势分泌，即患者临床分型为肾上腺醛固酮瘤。因患者手术意愿明确，原醛症手术指征明确，行腹腔镜下左侧肾上腺全切除术。术后随访，患者各项指标恢复正常，考虑为临床、生化完全缓解。

PA的筛查、确诊、亚型诊断及标准化治疗方案的确立，可为临床医师提供规范的诊治思路及依据。本例患者按照PA的标准诊疗流程，做到了早期发现、早期诊断、早期治疗，治疗效果较好，减少了醛固酮增高所带来的心脏、肾脏及脑血管等部位的并发症，生活质量得到明显改善。

知识拓展

静脉盐水输注试验

●原理：正常情况下，生理盐水输注后，血钠及血容量的增加，大量钠盐进入肾单位远曲小管，可抑制肾小球旁细胞肾素的分泌，从而抑制血管紧张素醛固酮的分泌，使血中肾素、血管紧张素、醛固酮水平降低。

●方法：试验前患者平卧至少1h，试验中保持平卧。试验起始时间应在8am至9:30am。在试验开始时（0min）和开始后4h时分别取血测PRA、醛固酮、皮质醇、血钾。从8am至12pm均匀滴注0.9%氯化钠溶液，滴速为500mL/h。试验全程应监测血压和心率。

●结果判断：①血浆醛固酮＜5ng/dL（138pmol/L）排除原醛症。②血浆醛固酮＞10ng/dL（277pmol/L）确诊原醛症。③血浆醛固酮介于5~10ng/dL怀疑为原醛症。

注意事项：老年、有心脏疾患或严重高血压的患者大量输注生理盐水可能会加重心脏负担，引起心律失常和心力衰竭，需慎行此试验。

卡托普利试验

●原理：卡托普利是一种血管紧张素转换酶抑制剂，可抑制血管紧张素Ⅰ向Ⅱ转化，从而减少醛固酮的分泌，降低血压。

●方法：普食卧位过夜。次日8am空腹卧位测血压并取血测血浆醛固酮、肾素活性及血管紧张素Ⅰ。取血后立即口服卡托普利25mg，继续卧位2h，于10am卧位测血压并取血测血浆醛固酮、肾素活性及血管紧张素Ⅱ。

●结果判断：①对于正常人或原发性高血压，服卡托普利后血浆醛固酮水平被抑制到416pmol/L（15ng/dL）以下，肾素活性升高。②对于原醛症患者，血浆醛固酮不被抑制。如血浆醛固酮>416pmol/L（15ng/dL），醛固酮与血浆肾素活性比值（ARR）>50，提示原醛症。

原发性醛固酮增多症诊断流程（图3-7）

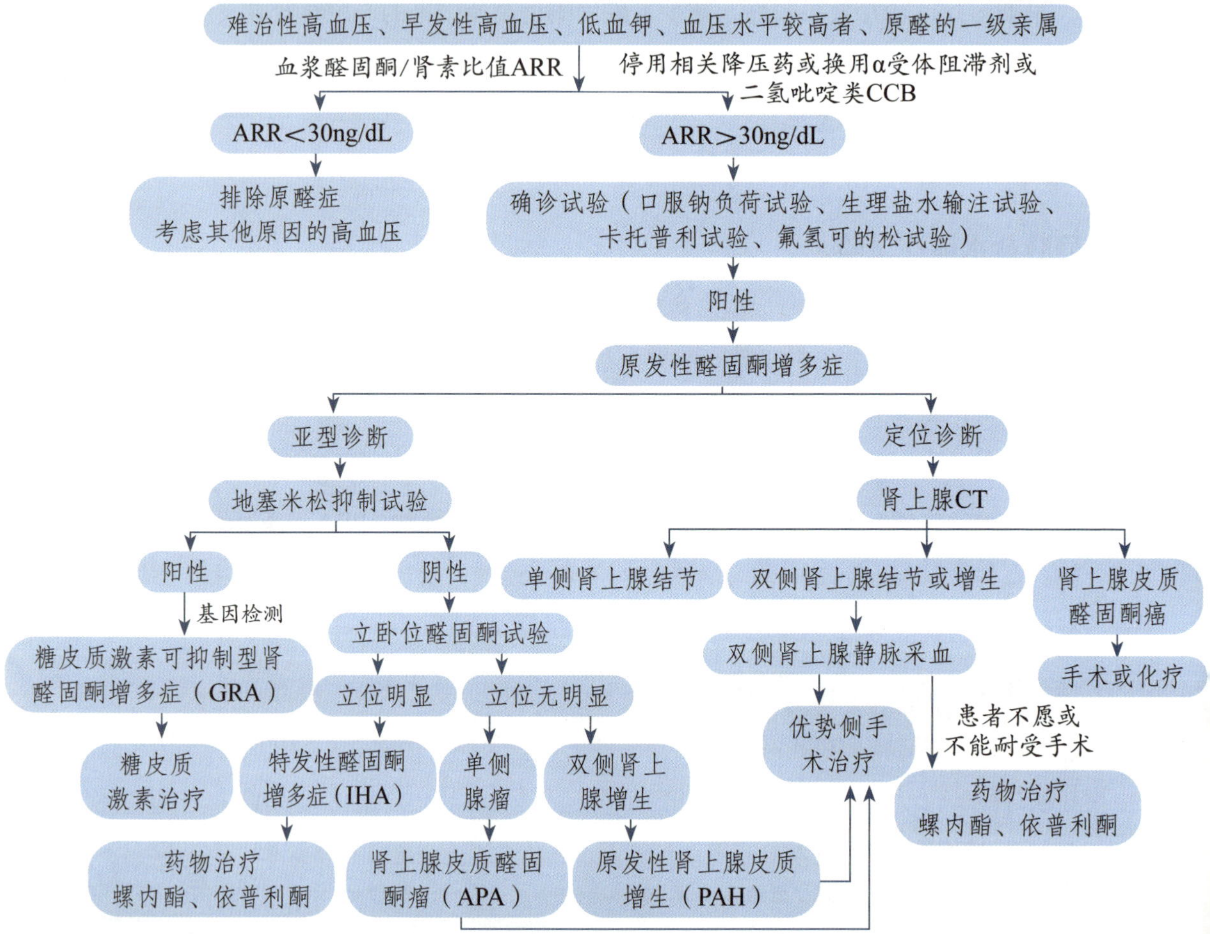

图3-7 原发性醛固酮增多症诊断流程

参考文献

[1] 中华医学会内分泌学分会. 原发性醛固酮增多症诊断治疗的专家共识（2020版）[J]. 中华内分泌代谢杂志, 2020, 36(9): 727-736.

[2] 万爽, 任艳. 2020年欧洲高血压学会原发性醛固酮增多症专家共识解读[J]. 中华高血压杂志, 2021, 29(11): 1039-1043.

[3] Manolopoulou J, Fischer E, Dietz A, et al. Clinical validation for the aldosterone-to-renin ratio and aldosterone suppression testing using simultaneous fully automated chemiluminescence immunoassays[J]. J Hypertens, 2015, 33(12): 2500-2511.

[4] Funder J W, Carey R M, Mantero F, et al. The management of primary aldosteronism: Case detection, diagnosis, and treatment: an endocrine society clinical practice guideline[J]. J Clin Endocrinol Metab, 2016, 101(5): 1889-1916.

[5] 蒋怡然, 王卫庆. 中国原发性醛固酮增多症诊治专家共识解读[J]. 诊断学理论与实践, 2016, 15(4): 350-353.

[6] 徐玉善, 江艳. 内分泌常见疾病诊断思路及试验流程简析[M]. 昆明: 云南科技出版社, 2021.

[7] Young W F, Stanson A W, Thompson G B, et al. Role for adrenal venous sampling in primary aldosteronism[J]. Surgery, 2004, 136(6): 1227-1235.

[8] Nwariaku F E, Miller B S, Auchus R, et al. Primary hyperaldosteronism: effect of adrenal vein sampling on surgical outcome[J]. Arch Surg, 2006, 141(5): 497-502, 502-503.

第三节　原发性肾上腺皮质功能低下

【病例】

> 基本信息

女性患者，31岁。

> 主诉

头昏、乏力、纳差、全身皮肤色素加深7年，加重半个月。

> 现病史

患者诉7年前无明显诱因出现头昏、全身乏力、食欲减退，伴全身皮肤色素加深，以暴露部位（颜面部、双手等）、与衣服摩擦部位（颈部、腰部、双足等）较为明显。伴眉毛、阴毛、腋毛脱落，无恶心、呕吐、腹痛、腹泻，无咳嗽、咳痰、午后低热、盗汗，无尿频、尿急、尿痛，无月经不调，无明显体重下降。至某医院内分泌科就诊，诊断“肾上腺皮质功能不全、肾上腺结核”，经抗结核治疗（具体不详）后好转出院，出院后规律口服异烟肼、利福平（具体患者诉不清）3个月后自行停药，未再复查。半个月前无明显诱因出现头昏、乏力加重，无视物旋转，无头痛、眼花、晕厥，无胸闷、心悸、呼吸困难等不适，至当地医院就诊，血压未测出。予护胃、补钾、补充糖皮质激素治疗后（具体不详），头昏、乏力好转，皮肤色素加深未见明显缓解。现为求进一步诊治至某医院就诊，门诊以“肾上腺皮质功能不全”收住入院，病程中患者精神、睡眠尚可，饮食欠佳，大、小便正常，体重无明显变化。

> 既往史、个人史、婚育史、家族史

3天前患者无明显诱因出现咳嗽、咳痰，痰咳不出，无发热、胸闷、胸痛、呼吸困难等不适。患者既往结核病史不详。否认心脑血管、肺、肾、其他内分泌系统等重要脏器疾病史及传染病史。否认外伤史。否认手术史。否认输血史。预防接种史不详。对头孢菌素过敏。患者出生于原籍，未至疫区，无烟酒嗜好。23岁结婚，

育有1子1女，顺产2次，无流产、剖宫产史，月经正常，经期规律，经量一般，无痛经，白带正常。家中无结核病史或相似症状亲属。

> 体格检查

T：36.5℃。P：115次/分。R：20次/分。BP：71/50mmHg。身高：160cm。体重：46kg。BMI：17.97kg/m^2。一般情况可，全身皮肤颜色加深，以暴露部位（颜面部、双手）、与衣服摩擦部位（颈部、腰部、双足）及齿龈为明显（图3–8）。咽充血，双侧扁桃体无肿大，甲状腺未触及，双肺呼吸音清，未闻及干、湿啰音及病理性呼吸音。心界无扩大，心率115次/分，律齐，各瓣膜听诊区未闻及病理性杂音，腹软，无压痛反跳痛，肝脾未及，双下肢无水肿，生理反射存在，病理反射未引出。

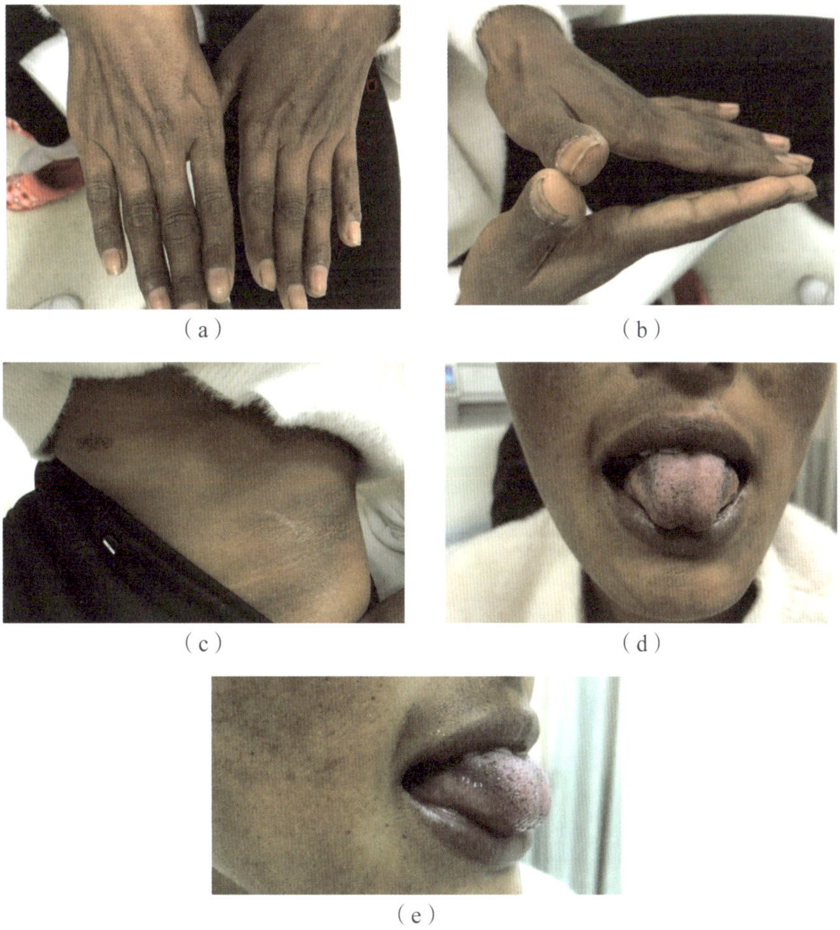

（a）、（b）手指关节掌背等易摩擦部位色素沉着（c）腹部皮肤干燥且骨骼突出，易摩擦部位色素沉着（d）、（e）口腔黏膜斑块状色素沉着

图 3–8　患者皮肤色素沉着情况

> 辅助检查

●入院随机血糖5.7mmol/L，血常规、尿常规、便常规+潜血均未见明显异常，感染相关蛋白：降钙素原<0.05ng/mL，超敏C反应蛋白18.70mg/L。

●血生化：天冬氨酸氨基转移酶47.70 IU/L（↑），丙氨酸氨基转移酶77.30 IU/L（↑），碱性磷酸酶121.8 IU/L（↑），γ-谷氨酰转肽酶122.0 IU/L（↑），低密度脂蛋白胆固醇3.37mmol/L（↑），钠130.90mmol/L（↓）。

●结核抗体阴性（-），结核DNA阴性（-），痰涂片抗酸染色：未找到抗酸杆菌，结核斑点试验（T-SPORT）：结核杆菌特异性a 24个，结核杆菌特异性b 62个，γ-干扰素测定阳性（+）。

●甲状腺功能：促甲状腺激素14.72μIU/mL（↑），甲状腺微粒体抗体76.01%（↑），甲状腺球蛋白抗体164.30%（↑）。

垂体激素：生长激素0.41ng/mL，泌乳素22.7ng/mL，促卵泡生成素6.69mIU/mL，促黄体生成素7.37mIU/mL，雌二醇49pg/mL，孕酮2.13ng/mL，睾酮5ng/dL。

●肾上腺皮质激素全套COR-ACTH节律见表3-5。

表 3-5 患者 COR-ACTH 节律

项目	8am	4pm	12pm
皮质醇	28.28ng/mL（↓）	26.90ng/mL（↓）	27.71ng/mL（↓）
促肾上腺皮质激素	311.60pg/mL（↑）	122.30pg/mL	57.00pg/mL

●肺CT平扫+增强：①双肺多发微小结节，建议随访复查。②右肺下叶背段及左肺上叶舌段少许支气管稍扩张。③肺气肿，双肺多发条索影（图3-9）。

●肾上腺平扫+增强CT：①左肾上腺外支稍增粗，左侧肾上腺外支结节状钙化，左侧肾上腺体部结节状增厚，腺瘤待排，请结合临床及相关检查。②附见：肝S7段多发钙化，脾脏钙化（图3-10）。

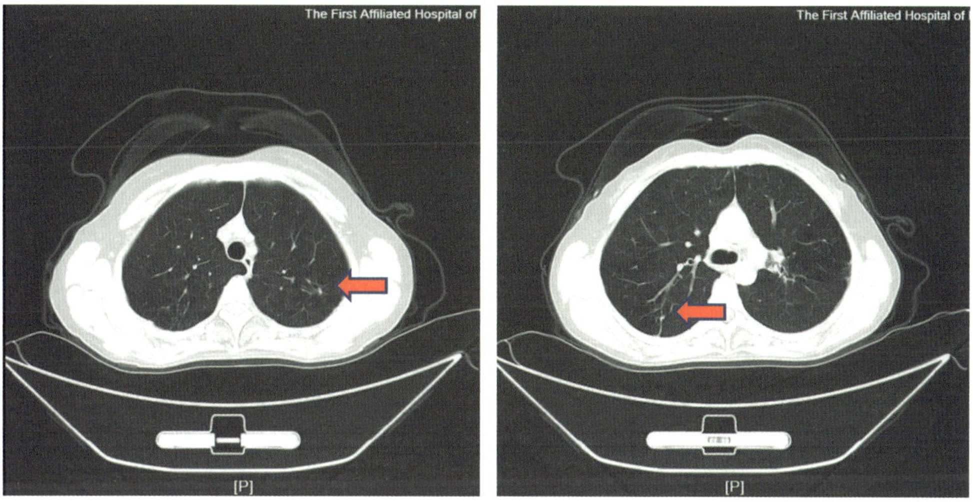

（a）　　　　　　　　　　　　（b）

（a）右肺结节影　（b）左肺结节影

图 3–9　患者肺部 CT 平扫 + 增强

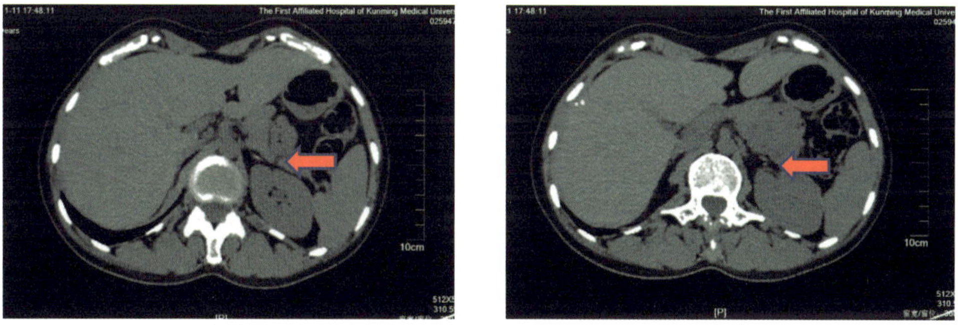

（a）　　　　　　　　　　　　（b）

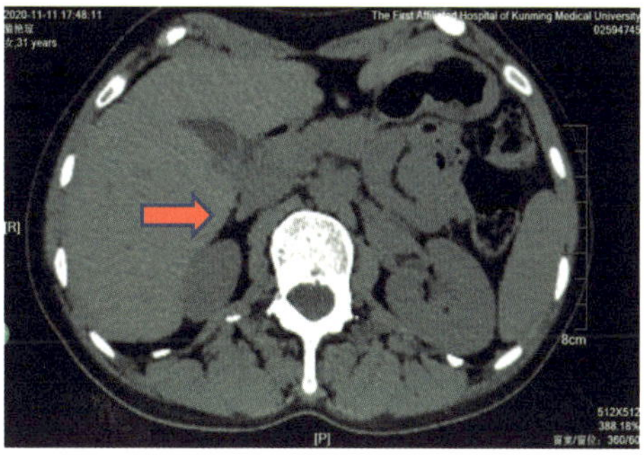

（c）

（a）左侧肾上腺外支结节状钙化　（b）左侧肾上腺体部结节状增厚

（c）肾上腺右侧和左侧均不再是正常倒“Y”和“人”字形，形态被破坏。

图 3–10　患者肾上腺平扫 + 增强 CT

●垂体MRI：空泡蝶鞍，垂体扁薄。（图3–11）

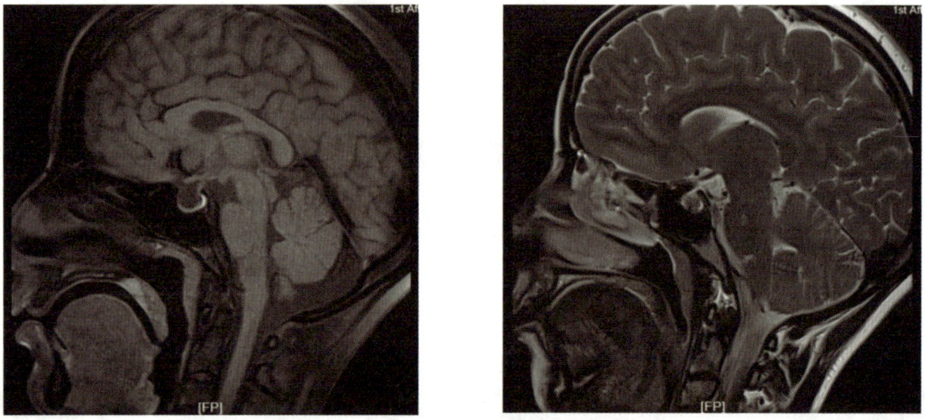

（a）　　　　　　（b）

（a）T1像　（b）T2像

图 3–11　患者垂体 MRI

> **诊治经过**

患者血糖及三大常规正常，感染相关蛋白无异常，且咳嗽、咳痰症状好转，继续予对症治疗；血生化提示肝功能异常，考虑抗结核药物肝毒性作用，加用双环醇25mg po tid保肝治疗，暂缓抗结核治疗，待保肝治疗后复查评估。

ACTH–COR节律提示患者皮质醇分泌减少，且促肾上腺皮质激素升高。肾上腺CT提示：左肾上腺外支稍增粗，左侧肾上腺外支结节状钙化，左侧肾上腺体部结节状增厚。可确诊为原发性肾上腺功能不全。患者近期有感冒情况，应警惕应激导致肾上腺危象的可能，入院期间予泼尼松5mg po qd替代治疗。

垂体激素无异常，垂体MRI提示：空泡蝶鞍，垂体扁薄。甲状腺功能提示：促甲状腺激素14.72μIU/mL（↑），甲状腺微粒体抗体76.01%（↑），甲状腺球蛋白抗体164.30%（↑），TSH升高。考虑亚临床甲状腺功能减退。为避免诱发肾上腺危象，暂不予甲状腺激素替代治疗，待糖皮质激素替代治疗后再评估。密切监测血糖、血压及电解质情况。

结核抗体、结核DNA阴性及痰涂片抗酸染色均为阴性，但T–SPORT实验显示γ–干扰素测定阳性。肺CT提示双肺多发微小结节，考虑糖皮质激素替代治疗诱发结核活动可能，请呼吸科会诊。会诊意见：双肺多发结节及条索影性质待查（陈旧性结核可能），右肺下叶背段及左肺上叶舌段支气管扩张，考虑陈旧性结核可能。其T–SPOT结果明显增高，且患者之前未规律接受抗结核治疗，目前建议使用激素长期治疗。若患者及家属同意，建议在规律抗结核治疗基础上使用激素，抗结核治疗方案建议：异烟肼0.3g po qd，利福平胶囊0.45g po qd，吡嗪酰胺片0.5g po tid，乙胺丁醇片0.75g po qd。治疗2个月，第3个月开始停用吡嗪酰胺、乙胺丁醇，保留异烟肼、利福平继续治疗4个月。服药期间需定期监测肝肾功能、血常规，多饮水。医患沟通后，告知家属使用激素相关副作用并签署激素使用知情同意书，予“醋酸泼尼松5mg po qd”补充糖皮质激素治疗，患者治疗后乏力明显好转，至云南省传染病医院继续抗结核治疗。

> 诊断

原发性肾上腺皮质功能不全、肾上腺结核可能、双肺陈旧性结核可能、右肺下叶背段及左肺上叶舌段支气管扩张、空泡蝶鞍、亚临床甲状腺功能减退、肝功能异常。

> 治疗及随访

糖皮质激素终身替代治疗：醋酸泼尼松5mg po qm。抑酸护胃。补充糖皮质激素后患者乏力症状解除，3天后加用甲状腺素替代治疗：优甲乐25μg po qm。补钙。保肝治疗。继续抗结核治疗，传染病医院随访。

【解析】

肾上腺皮质功能减退症（adrenocortical insufficiency，AI）是指各种原因导致的肾上腺皮质激素不足，按病因分为原发性与继发性。原发性常见于肾上腺结核、自身免疫、感染、肿瘤等，继发性常见于下丘脑、垂体疾病导致的CRH、ACTH不足。

肾上腺皮质功能减退症起病隐匿，逐渐出现疲乏无力、纳差、体重减轻、低钠血症、低血压、低血糖等症状。原发性肾上腺皮质功能减退表现为皮肤色素沉着，常见于暴露部位，为棕褐色。而继发性的表现为皮肤苍白。

对于急性肾上腺皮质功能不全（肾上腺皮质危象）的治疗原则：补液、补充糖皮质激素（静脉注射氢化可的松100mg，随后在24h内给予氢化可的松100～200mg，能进食者可口服，注意观察病情。病情稳定者在4～7天后，当氢化可的松日剂量减少至50mg以下时，可开始给予盐皮质激素替代治疗）、积极控制感染或避免其他诱因。

确定治疗是否充分，可通过测定卧位和立位血压，从而间接测定体位变化引起的血容量减少情况。定期测定血清钠、钾及血浆肾素，肾素水平应保持在正常水平上限。

对于慢性肾上腺皮质功能不全的治疗，需采用每日生理皮质醇产生量代替治疗。通常给予氢化可的松15～25mg/24h，分2～3次口服，早晨服全日量的2/3，下午服1/3，重者可合用盐皮质激素，补充食盐疗效更佳。妊娠最后3个月氢化可的松需要增加50%（1mg氢化可的松、1.6mg醋酸可的松、0.2mg泼尼松龙、0.25mg泼尼松、0.025mg地塞米松等效）。

糖皮质激素代替治疗需监测糖皮质激素是否存在过量或不足情况，包括监测体重、血压、电解质、血浆ACTH、24h尿游离皮质醇及血皮质醇曲线、骨代谢情况等。绝大部分患者必须进行终身糖皮质激素代替治疗，因此需对患者进行健康教育。

知识拓展

肾上腺皮质功能减退症的诊断流程（图 3-12）

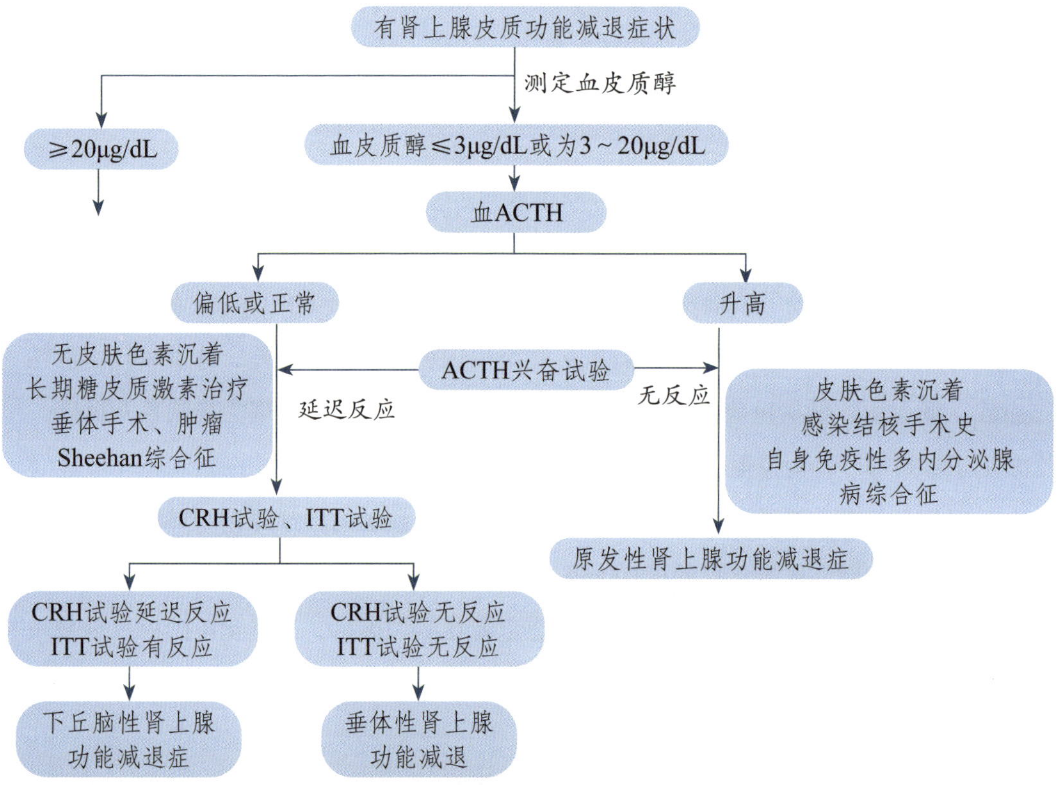

图 3-12　肾上腺皮质功能减退症的诊断流程

参考文献

[1] 李汉中. 现代肾上腺外科诊疗学[M]. 上海: 上海交通大学出版社, 2015.

[2] 郑红志. 内分泌疾病诊断与治疗[M]. 长春: 吉林科学技术出版社, 2016: 307-321.

[3] 哈里森.内科学 (内分泌与代谢分册) [M]. 纪立农，译.北京: 北京大学医学出版社, 2016: 103-108.

[4] 唐神结, 高文. 临床结核病学 (2版) [M]. 北京: 人民卫生出版社, 2019.

[5] 徐玉善, 江艳. 内分泌常见疾病诊断思路及试验流程简析[M]. 昆明: 云南科技出版社, 2021.

[6] Husebye E S, Allolio B, Arlt W, et al. Consensus statement on the diagnosis, treatment and follow-up of patients with primary adrenal insufficiency[J]. J Intern Med, 2014, 275(2): 104-115.

[7] Lovas K, Husebye E S. Replacement therapy in Addison's disease[J]. Expert Opin Pharmacother, 2003, 4(12): 2145-2149.

第四节　嗜铬细胞瘤

【病例】

> 基本信息

女性患者，37岁。

> 主诉

反复心悸、头痛4年余，再发伴腹痛，发现血压升高2天。

> 现病史

患者4年前无明显诱因出现心悸，额部及枕部头痛，呈持续性刺痛，阵发性加剧，无恶心、呕吐，无胸痛、呼吸困难，无黑矇、晕厥等，自服稳心颗粒1包tid，丹参片4片tid后，症状未改善，疼痛尚可忍受。2020年12月于当地民营医院检查后诊断为嗜铬细胞瘤（具体不详），自述血压正常（具体不详），建议患者5个月后复查。2天前患者复发上述症状，无明显诱因，性质同前，同时出现腹胀、左下腹隐痛，伴呕吐胃内容物数次，无咖啡渣样物。于当地医院就诊，自述测量血压为270/150mmHg，医生予以降压、止痛等处理（具体不详），后腹痛较前稍减轻，血压降至正常。现为求进一步诊治至上级医院就诊，门诊以“高血压查因”收住入院。自起病以来，患者无乏力、气促等症状。精神、饮食、睡眠差，大、小便正常，体重4个月内下降10kg。

> 既往史、个人史、婚育史、家族史

患者于1年前在外院发现血糖升高，空腹血糖11mmol/L，餐后血糖未测，未诊治。月经正常。无高血压等疾病家族史。

> 体格检查

T：36.4℃。P：110次/分。R：18次/分。BP：72/56mmHg。身高：158cm。体重：50kg。BMI：20kg/m^2。一般情况差，神清，查体合作，颜面、眼睑无水肿，

无多血质、满月脸、水牛背、向心性肥胖、皮肤紫纹。舌干，津液少，双侧甲状腺未触及。肺部查体未见异常。心尖搏动位于左第5肋间锁骨中线外1cm，心界向左扩大，心率110次/分，律齐，各瓣膜听诊区未闻及杂音。腹稍膨隆，腹肌紧张，广泛压痛，左下腹压痛明显，反跳痛（+），未触及明显异常包块，肠鸣音弱。双下肢无水肿，生理反射存在，病理反射未引出。

> 辅助检查

- 血常规提示白细胞、中性粒细胞显著升高，血生化提示白蛋白降低，尿常规提示尿潜血阳性，白细胞计数升高，乳酸脱氢酶353 IU/L。肌钙蛋白I 0.041ng/mL，肌红蛋白136.58μg/L，B型尿钠钛123.87pg/mL，纤维蛋白原降解产物98.7mg/L，D-二聚体22.34mg/L，糖化血红蛋白6.9%。
- 24h尿嗜铬细胞瘤筛查5项指标均显著升高：甲氧基肾上腺素＞1.275μg/mL；甲氧基去甲肾上腺素＞1.680μg/mL；24h尿-甲氧基肾上腺素＞1530.00μg；24h尿-甲氧基去甲肾上腺素2016.00μg；24h尿香草苦杏仁酸42.36mg；24h尿高香草酸8.16mg。
- 24h尿钾30mmol，同步血钾3.9mmol/L。
- 肾上腺皮质醇水平升高，昼夜节律消失。皮质醇（8am、4pm、12pm）：543.40ng/mL、538.90ng/mL、547.90ng/mL，正常参考范围为72.60～322.80ng/mL；ACTH（8am、4pm、12pm）：9.57pg/mL、11.23pg/mL、16.63pg/mL，正常参考范围为6.00～40.00pg/mL。
- “午夜1mg”地塞米松抑制率＞50%：次日8am皮质醇94.05ng/mL，ACTH0.69pg/mL。
- 腹部CT：嗜铬细胞瘤（患者口述，未见报告）。
- 胸部CT（图3-13）：①双肺下叶多发渗出，左侧胸腔积液，考虑炎性改变，建议治疗后复查。②左心增大。
- 腹部CT（图3-14）：①左侧腹膜后肾上腺区混杂密度占位（最大层面6.7cm×7.5cm，边缘不清，其内密度不均，见片状高密度影），考虑局部出血，伴多发腹膜后渗出影，建议进一步检查。②双肾结石，左肾周腹膜明显增厚。③轻度脂肪肝。④双侧附件区囊实性灶，腹盆腔少量积液。⑤结肠内容物淤积，多发积气，不全梗阻待排。

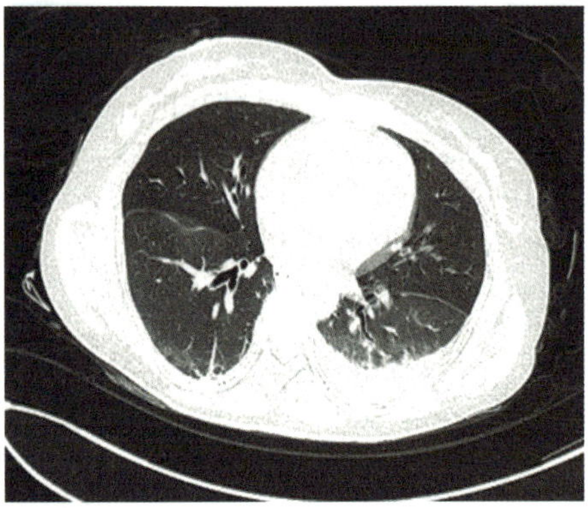

图 3-13 胸部 CT

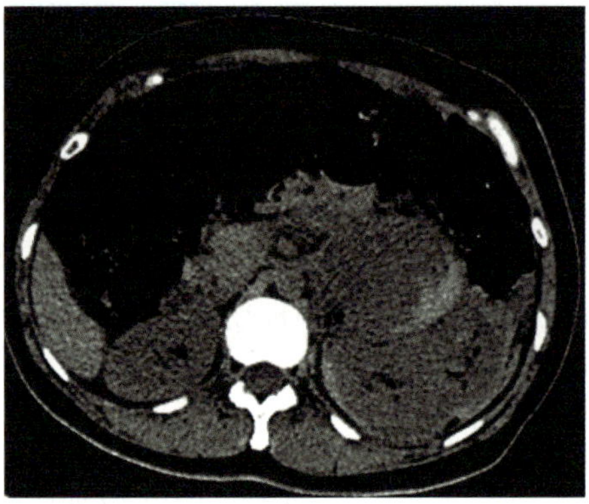

图 3-14 腹部 CT 平扫

● 腹部CT（图3-15）：①左侧腹膜后肾上腺区混杂密度占位范围同前，密度较前减轻，腹膜后渗出较前略吸收，密度较前减轻。②双肾结石，左肾周腹膜明显增厚，大致同期。③双侧附件区囊实性灶。④腹盆腔积液较前吸收。⑤结肠积气较前减少。

●（腹部+肾上腺）MRI平扫+增强+弥散（图3-16）：①左侧肾上腺区混杂信号占位（7.6cm × 9.9cm × 7.7cm），考虑嗜铬细胞瘤合并出血可能，其他待排。②病灶及左肾周渗出、积液，合并肾周筋膜增厚。

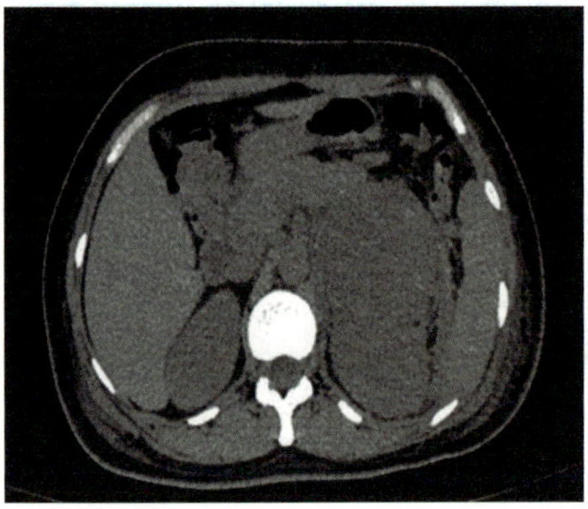

图 3-15 腹部 CT 复查

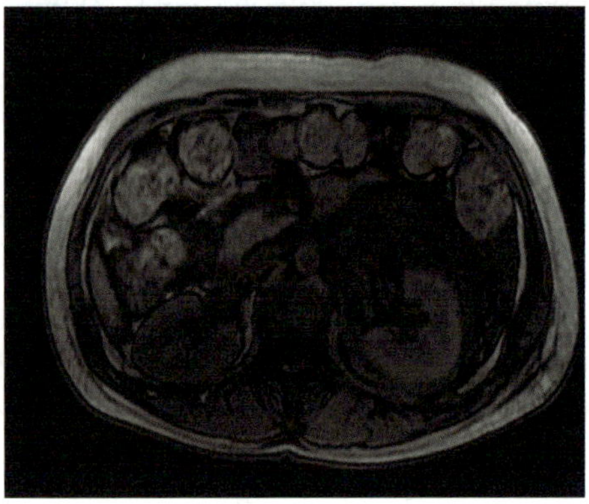

图 3-16 肾上腺 MRI

> 诊治经过

入院后请泌尿外科会诊，考虑该患者嗜铬细胞瘤诊断明确，合并小量出血，瘤体包膜完整，但与左上极存在粘连，术中左肾可能需要部分切除。大量儿茶酚胺释放将导致血容量相对不足，故术前需进行充分扩容、补液、口服酚苄明片等准备，尽快手术治疗。

术前治疗：①对症支持治疗，暂禁食，持续胃肠减压，持续低流量吸氧，严密监测生命体征。②抗感染治疗，予头孢哌酮舒巴坦针3g ivgtt（静脉滴注）q12h。③抗休克治疗，予积极补液，维持水、电解质平衡，严密监测血压。④止痛治疗，予氟比洛芬酯注射液50mg iv缓慢静推。⑤其他治疗，予奥美拉唑40mg ivgtt，抑酸护胃，预防消化道溃疡。

围手术期治疗：控制心率，予美托洛尔12.5mg po bid，严密监测血压及心率。

手术治疗：泌尿外科全麻下行单侧肾切除术+肾周围粘连松解术+单侧肾上腺切除术+肾上腺病损切除术，病理结果（如图3–17所示）：结合HE形态及免疫组化结果，病变支持嗜铬细胞瘤伴大片状坏死，大小为：5.0cm × 4.0cm × 2.0cm。该病例细胞异型性不明显，未见确切脉管瘤栓，但呈现大片状坏死，不排除恶性可能。

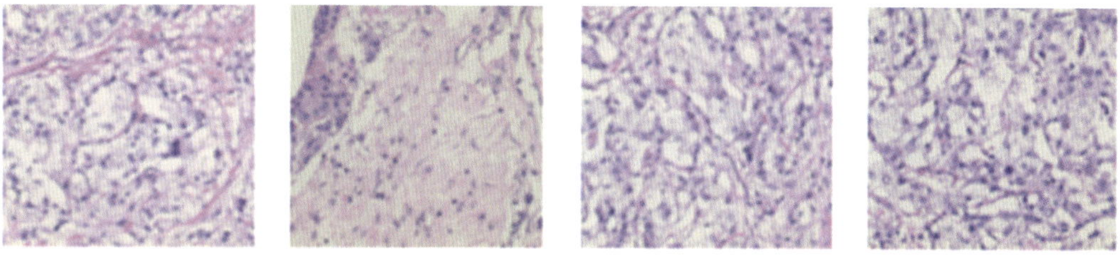

免疫组化及相关检查：

（3）CD10(-),PAX-8(-),EMA(+),RCC(-),VIM(-),CD117(-),P504S(-),SDHB(+),Syn(+),CgA(+),CD56(+),CD34(+血管),KI-67(<5%+),CK(-),GFAP(-),SMA(+),Desmin(-),Cal-des(+),S-100(+),HMB45(-).

（1）HMB45(-),a-SMA(-).（2）HMB45(-),a-SMA(-).（3）HMB45(-),a-SMA(-).

（4）HMB45(-),a-SMA(-).

（1）CgA(+).

图 3–17 病理结果

> 诊断

嗜铬细胞瘤合并出血、急性腹膜炎、不全性肠梗阻可能、休克、肺炎、左侧胸腔积液、继发性高血压、低蛋白血症、低钠低氯血症、高尿酸血症、轻度贫血、糖尿病待分型、肾结石、轻度脂肪肝。

> 出院随访

患者复诊未服降压药状态下血压为98/78mmHg。尿嗜铬细胞瘤筛查各项指标均在正常范围内。复查腹部CT示：①左肾缺如，原肾上腺区占位切除术后改变。②右肾结石。

【解析】

嗜铬细胞瘤（PCC）和副神经节瘤（PGL）是分别起源于肾上腺髓质和肾上腺外的交感神经链的内分泌肿瘤，主要通过合成、分泌和释放大量儿茶酚胺（CA），引起患者出现血压升高和代谢性改变等一系列临床综合征，并可引起心、脑、肾、血管等部位的严重并发症，甚至导致患者死亡。嗜铬细胞瘤发生于肾上腺，副神经节瘤发生于胸、腹部和盆腔的脊椎旁交感神经链，二者合称为嗜铬细胞瘤和副神经节瘤（PPGL）。

在高血压患者中，嗜铬细胞瘤的患病率为0.5%，发病高峰年龄为30～50岁（与本病例患者发病年龄相符）。典型的临床表现为高血压，可为阵发性（40%～50%）、持续性（50%～60%）或在持续性高血压的基础上阵发性加重（50%）。多数患者表现为难治性高血压，约70%的患者合并体位性低血压，另有少数患者血压可为正常。此外，还可能存在头痛、心悸、多汗三联征。如患者有高血压或体位性低血压，且伴有上述三联征，则诊断为PPGL的特异度为95%。

本病例中，患者有阵发性高血压伴心悸、头痛，应进行PCC的筛查，检查项目首选血浆游离或尿液游离甲氧基肾上腺素（MN）、甲氧基去甲肾上腺素（NMN）浓度测定，敏感度可达90%。本例患者24h尿MN、MNM明显升高，皮质醇水平升高、昼夜节律消失，但“午夜1mg”地塞米松抑制试验显示可抑制，故不考虑库欣综合征。考虑皮质醇水平升高与患者处于休克应激状态有关，结合肾上腺CT结果，可明确诊断为肾上腺嗜铬细胞瘤。

嗜铬细胞瘤患者因能分泌过量的CA，容易因心脑血管并发症或急剧发作危象而死亡。本例患者因肿瘤出血而导致大量CA入血，引起腹膜后出血，而发生嗜铬细胞瘤危象，因此，在排除相关禁忌证后，宜尽早进行手术治疗。非转移性PPGL经切除肿瘤可得到治愈，转移性PPGL及时手术也可延长生存期。为避免血压大幅度波动或肿瘤切除后出现顽固性低血压，充分的术前准备是必要的。肿瘤切除术后，大多数PPGL患者的高血压可被治愈，1个月内，75%的患者血压可恢复正常，25%的患者血压仍持续增高，用一般降压药物可缓解。

PPGL是涉及多学科的内分泌复杂疑难性疾病，一般由内分泌科或高血压门诊进行初始诊治。多学科合作团队介入、快速有效的诊疗及终身随访，是改善PPGL患者预后的关键因素。

知识拓展

嗜铬细胞瘤和副神经节瘤诊断流程（图 3-18）

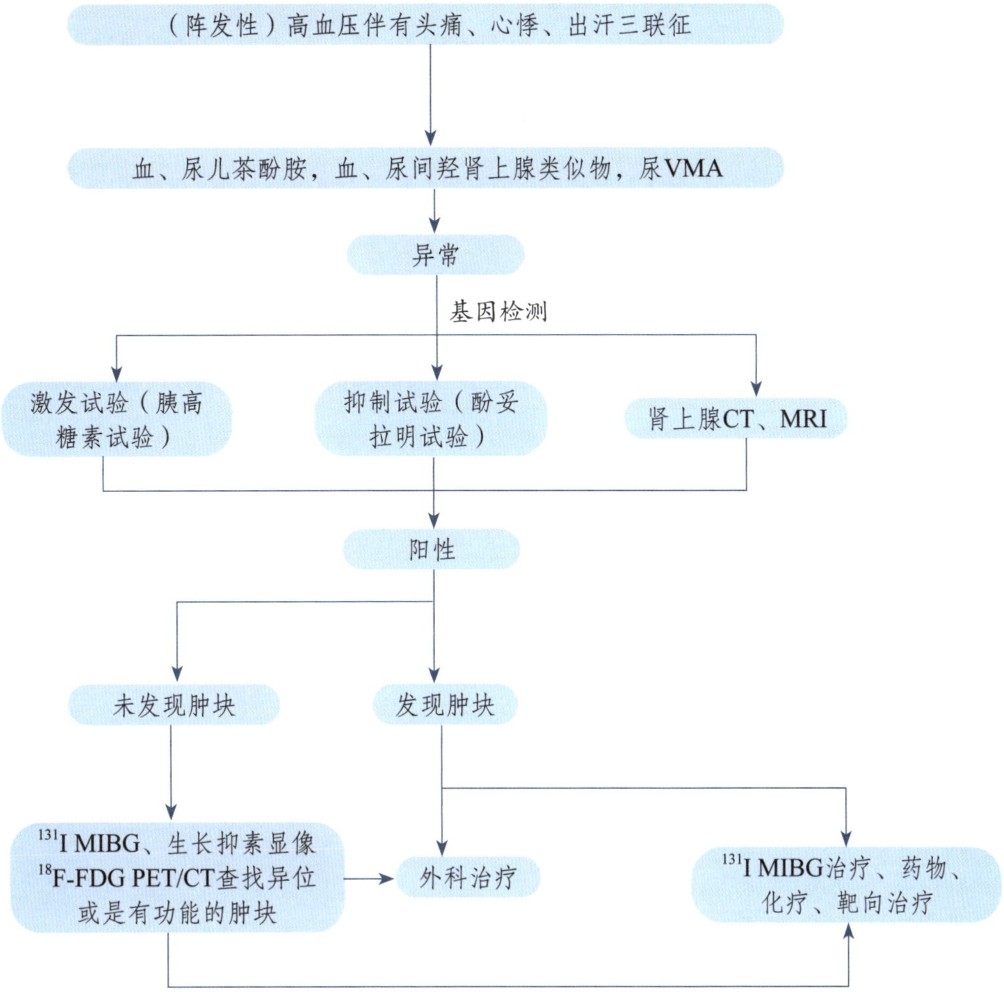

图 3–18　嗜铬细胞瘤和副神经节瘤诊断流程

参考文献

[1] 中华医学会内分泌学分会. 嗜铬细胞瘤和副神经节瘤诊断治疗专家共识（2020版）[J]. 中华内分泌代谢杂志, 2020, 36(9): 737-750.

[2] Lenders J W, Duh Q Y, Eisenhofer G, et al. Pheochromocytoma and paraganglioma: an endocrine society clinical practice guideline[J]. J Clin Endocrinol Metab, 2014, 99(6): 1915-1942.

[3] 姚阳, 蒋鹏, 周建中, 等. 嗜铬细胞瘤危象临床特征分析[J]. 中华内分泌外科杂志, 2019, 13(6): 456-462.

[4] 姚江凌, 彭磊, 卞阳阳, 等. 肾上腺嗜铬细胞瘤自发性破裂大出血一例并文献复习[J]. 海南医学, 2018, 29(2): 283-284.

[5] 朱旋, 李志勇, 郭胜杰, 等. 肾上腺嗜铬细胞瘤/副神经节瘤205例临床分析[J]. 现代泌尿外科杂志, 2021, 26(5): 405-409, 421.

[6] 徐玉善, 江艳. 内分泌常见疾病诊断思路及试验流程简析[M]. 昆明: 云南科技出版社, 2021.

第四章
CHAPTER 4

骨质疏松症

【病例】

> 基本信息

女性患者，59岁。

> 主诉

全身疼痛5年余，双手指关节疼痛1年余。

> 现病史

患者5年余前无明显诱因出现全身疼痛，活动后加重，时轻时重，曾到外院体检发现骨质疏松，未治疗。2019年7月搬重物时摔倒致胸椎骨折，至当地医院康复科理疗后好转。2年前患者诉进行洗碗等弯腰活动时出现背部疼痛，于外院检查后发现第9胸椎骨折，行保守治疗后好转（具体不详）。1年余前，患者出现双手小指远端指关节疼痛伴关节增粗变形，于上级某医院就诊，诊断为重度骨质疏松，予碳酸钙D_3片0.6g po qd，阿仑磷酸钠片70mg po qw（1周1次），骨化三醇胶丸0.25μg po qd治疗，上述症状无明显改善。2021年10月8日患者为求进一步诊治至我院住院治疗，诊断：重度骨质疏松；骨质疏松伴有病理性骨折；陈旧性胸椎骨折。经治疗好转出院，后使用阿仑磷酸钠片70mg po qw，骨化三醇胶丸0.25μg po bid，双醋瑞因50mg po qd，雌二醇屈螺酮片（安今益）1mg po qd。2022年1月11日因双手小指远端指间关节疼痛再次于内分泌科住院治疗，予唑来膦酸钠抗骨质疏松治疗。出院后规律服用优甲乐1/4片po qd，替勃龙2.5mg po qd，间断服用碳酸钙D_3片0.6g po qd，骨化三醇胶丸0.25μg po qd。患者自述全身疼痛缓解，现行唑来膦酸钠抗骨质疏松治疗，但仍感双手小指远端指间关节疼痛，门诊以“重度骨质疏松”收住内分泌科。自起病以来患者精神饮食可，睡眠差，大便不成形，小便正常，体重半年来增加4kg。

> 既往史、个人史、婚育史、家族史

亚临床甲状腺功能减退症3年余，现规律口服左甲状腺素12.5μg qd治疗。2019年7月因搬重物摔倒导致第9胸椎骨折。未至疫区。无烟酒嗜好。27岁结婚，育有1女，顺产1次，无流产、剖宫产史。42岁绝经，既往经期规律，经量一般，无痛经，白带

正常。父亲因肺癌已故，母亲体弱，兄弟姐妹健在，家族中无类似疾病史。

> 体格检查

T：36.3℃。P：98次/分。R：20次/分。BP：104/70mmHg。身高：160cm。体重：52kg。BMI：20.31kg/m^2。一般情况可，发育正常，营养中等，神清，对答切题，查体合作，皮肤黏膜无黄染，无瘀点瘀斑。全身浅表淋巴结未触及肿大。唇无发绀，咽无充血，双侧甲状腺无肿大。双肺呼吸音清，未闻及明显干、湿啰音，未闻及胸膜摩擦音。心率98次/分，律齐，各瓣膜听诊区未闻及病理性杂音。腹部平坦，全腹软，无压痛、反跳痛及肌紧张。肝肾区无叩痛。移动性浊音阴性，肠鸣音4次/分。脊柱无畸形，胸椎压痛，双手小指远端指间关节疼痛伴关节增粗变形，双下肢无水肿，无肌萎缩，足无畸形，双足背动脉搏动正常。生理反射存在，病理反射未引出。

> 辅助检查

- 血常规、尿常规、便常规+潜血未见明显异常。
- 血生化：天冬氨酸氨基转移酶12.70IU/L（↓），丙氨酸氨基转移酶11.8IU/L，碱性磷酸酶38.8IU/L（↓），血糖3.78mmol/L，钙2.32mmol/L，无机磷1.11mmol/L，高密度脂蛋白胆固醇0.82mmol/L，低密度脂蛋白胆固醇3.47mmol/L。
- 甲状旁腺激素（PTH）46.6pg/mL。
- 骨代谢四项：25-羟维生素D 69.48nmol/L，降钙素（CT）<0.50 pg/mL，骨钙素N端中分子片段（N-MID）11.9ng/mL，β胶原降解产物126pg/mL。
- 甲状腺功能：甲状腺球蛋白（Tg）<0.02ng/mL（↓），甲状腺微粒体抗体（TMAb）49.8%（↑），甲状腺球蛋白抗体（aTG）146%（↑），其余正常。甲状腺B超：①甲状腺实质回声不均声像（桥本氏病可能，请结合甲功全套）。②甲状腺双侧叶多发囊实混合性结节（TI-RADS-3类）。③双颈Ⅰ～Ⅲ区内多个淋巴结可见，部分淋巴结肿大。
- 垂体激素：生长激素0.09ng/mL，泌乳素28.0ng/mL，促卵泡生成素24.57mIU/mL，促黄体生成素26.71mIU/mL，雌二醇18pg/mL，孕酮0.68ng/mL，睾酮9ng/dL。
- 胸腰椎正侧位片：①S1椎体腰化，T11椎体压缩骨折同前。②胸腰椎退行性改变。

●腰椎CT平扫：①腰椎退变并骨质疏松，L2～S1椎间盘膨出，双侧椎间孔变窄，大致同前。②T12～L1椎体下缘终板软骨炎可能。③附见：双侧骶髂关节退行性改变，大致同前。

●肺CT平扫：①双肺散在微小结节灶（Lung-RADS 2类），随诊。②双肺尖胸膜增厚。③左肺肺大疱。

●QCT：T值最低为-4.3。

●妇科B超：①可见宫内膜。②宫颈多发纳氏囊肿。

●乳腺B超：①双乳乳腺退化不全。②双侧腋下组多个淋巴结可见。

●腹部B超：①胆囊息肉样病变（建议隔期复查）。②肝脏、胆管显示段、胰腺、脾脏、双肾未见明显异常。

●颈部及双下肢血管B超：①右侧颈总动脉窦部单发钙化斑块（STEN<50%）。②双侧颈静脉显示段血流通畅，未见明显血栓形成。③双下肢动脉显示段多发点状钙化。④双下肢静脉显示段血流通畅，瓣膜功能良好，目前未见明显血栓形成。

> 诊治经过

患者长期骨痛，多次出现胸椎骨折，院外长期使用碳酸钙、阿仑磷酸钠片、骨化三醇胶丸治疗。诊断明确，继续予骨化三醇胶丸、碳酸钙抗骨质疏松基础治疗，根据肾功能计算肌酐清除率为120mL/（min·1.73m^2），予唑来膦酸钠注射液5mg ivgtt治疗。予左甲状腺素片甲状腺激素替代治疗。患者经过治疗后全身疼痛较前有所好转。

> 诊断

重度骨质疏松、骨质疏松伴有病理性骨折、桥本氏甲状腺炎、亚临床甲状腺功能减退、血脂异常、动脉粥样硬化伴斑块形成、甲状腺结节性质待观察、肺结节性质待观察、宫颈囊肿、胆囊息肉、陈旧性胸椎骨折、腰椎间盘突出。

> 治疗及随访

低盐、低脂饮食。继续服用碳酸钙$D_3$1片bid（1个月后调整为qd），骨化三醇1片bid（1个月后调整为qd），阿托伐他汀钙片20mg qn。1～3个月后复查血生化、血脂，半年复查甲功、甲状腺超声，半年至1年复查骨密度、骨代谢指标。

【解析】

骨质疏松症（osteoporosis）是一种全身性骨病，表现为骨量降低、骨组织微结构损坏，易发生脆性骨折。分为原发性和继发性。原发性主要包括绝经后骨质疏松及增龄性骨质疏松症，继发性骨质疏松症主要是由其他疾病或药物引起。

骨质疏松症主要表现为慢性腰背部或全身性的疼痛，脆性骨折。根据2017版《原发性骨质疏松症诊疗指南》的诊断标准：T值=（实测值–同种族同性别正常青年人峰值骨密度）/ 同种族同性别正常青年人峰值骨密度的标准差。对于儿童、绝经前女性和50岁以下男性，其骨密度水平的判断建议用同种族的Z值表示，Z值=（骨密度测定值–同种族同性别同龄人骨密度均值）/ 同种族同性别同龄人骨密度标准差，将Z值≤–2.0视为低于同年龄段预期范围或低骨量。

知识拓展

骨质疏松诊断流程（图 4–1）

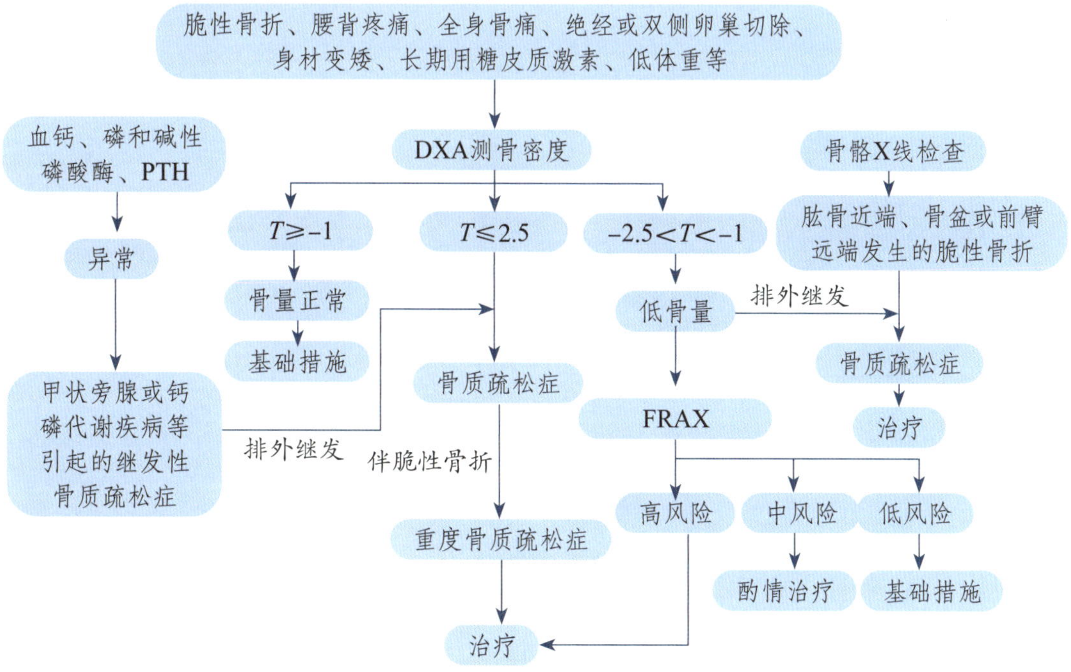

图 4–1　骨质疏松诊断流程

参考文献

[1] 中华医学会骨质疏松和骨矿盐疾病分会. 原发性骨质疏松症诊疗指南（2022）[J]. 中华骨质疏松和骨矿盐疾病杂志, 2022, 15(6): 573-611.

[2] 中国老年骨质疏松症诊疗指南工作组, 中国老年学和老年医学学会骨质疏松分会, 中国医疗保健国际交流促进会骨质疏松病学分会, 等. 中国老年骨质疏松症诊疗指南（2023）[J]. 中华骨与关节外科杂志, 2023, 16(10): 865-885.

[3] 中国药学会医院药学专业委员会, 骨质疏松症治疗药物合理应用专家共识编写组, 张玉. 骨质疏松症治疗药物合理应用专家共识（2023）[J]. 中国医院药学杂志, 2024, 44(9): 985-1006.

[4] 中国老年保健医学研究会老年疼痛疾病分会, 陈建平, 樊碧发, 等. 老年骨质疏松性疼痛诊疗与管理中国专家共识（2024版）[J]. 中国疼痛医学杂志, 2024, 30(4): 241-250.

[5] 中华医学会物理医学与康复学分会, 何成奇. 骨质疏松症康复治疗指南（2024版）[J]. 中国循证医学杂志, 2024, 24(6): 626-636.

[6] 中国药学会循证药学专业委员会. 钙剂预防成人原发性骨质疏松症的临床实践指南[J]. 中国循证医学杂志, 2024, 24(10): 1117-1128.

[7] 徐玉善, 江艳. 内分泌常见疾病诊断思路及试验流程简析[M]. 昆明: 云南科技出版社, 2021.

第五章

CHAPTER 5

高尿酸血症与痛风

【病例】

> 基本信息

男性患者，21岁。

> 主诉

反复右足背疼痛半个月余。

> 现病史

患者半个月前无明显诱因开始出现右足背疼痛，局部红、肿、热、痛、活动受限，无右足外伤史，无发热、皮肤破溃、流液、流脓，无腰痛，无面部皮疹，无关节变形，其余关节无疼痛。至当地诊所输液治疗（具体不详），口服双氯芬酸胶囊治疗后右足疼痛稍缓解。2～3天后患者右足疼痛复发，再次至诊所输液治疗后缓解，当地卫生院查血尿酸升高（结果未见）。现为进一步诊治至上级医院门诊就诊，门诊以“痛风性关节炎急性发作期”收住入院。病程中患者精神、饮食、睡眠尚可，大、小便如常，近期体重无明显增减。

> 既往史、个人史、婚育史、家族史

否认心脑血管、肺、肾、其他内分泌系统等重要脏器疾病史及传染病史。否认食物、药物过敏史。否认手术史。否认外伤史。否认输血史。预防接种史不详。出生于原籍，未到过疫区。否认烟酒等不良嗜好。未婚未育。否认家族中有类似疾病史及遗传性疾病史。

> 体格检查

T：36.5℃。P：105次/分。R：20次/分。BP：115/68mmHg。身高：170cm。体重：84kg。BMI：29.0kg/m^2。一般情况可，发育正常，营养良好。心率105次/分，律齐，未闻及杂音。双肺呼吸音清，未闻及干、湿啰音。腹型肥胖，腹部皮肤未见紫纹。右足背红肿，局部皮温稍高，四肢关节未见畸形，双下肢无水肿。

> 辅助检查

●随机血糖6.2mmol/L。

●血常规：白细胞11.28×10^9/L，血红蛋白148g/L，CRP 15mg/L，PCT <0.1ng/mL，红细胞沉降率20mm/h。

●血生化：ALT 55.8IU/L，AST 26.8IU/L，碱性磷酸酶135.8IU/L，肌酐70.8μmol/L，尿酸643.2μmol/L，总胆固醇5.16mmol/L，三酰甘油1.59mmol/L，低密度脂蛋白胆固醇3.68mmol/L，血钾4.53mmol/L，钠142.9mmol/L，钙2.32mmol/L，磷1.15mmol/L。

●OGTT血糖（0min、30min、120min）：5.0mmol/L、7.25mmol/L、7.43mmol/L。糖化血红蛋白5.4%。

●双足X线片：双足退行性改变，双足见副舟骨。

●甲状腺彩超未见明显异常。

●心脏彩超：室间隔增厚（建议观察血压、血糖）。

●消化系统超声：轻度脂肪肝，脾大，胆囊壁增厚（呈毛躁声像）。

●泌尿系超声未见明显异常。

> 诊治经过

患者血尿酸较高，予痛风、高尿酸血症健康教育，嘱患者低嘌呤饮食，多饮水。患者右足红肿明显，红细胞沉降率快，考虑痛风性关节炎急性发作期，予秋水仙碱片0.5mg po tid抗感染，依托考昔片60mg止痛，碳酸氢钠片1.0g po tid碱化尿液，双环醇、多烯磷脂酰胆碱胶囊保肝治疗。经积极治疗，患者右足疼痛明显好转，给予患者出院且出院后继续服用秋水仙碱、依托考昔治疗。

> 诊断

痛风性关节炎急性发作期、脂肪肝、肥胖症。

> 治疗及随访

低嘌呤饮食，多饮水，勤排尿，控制体重。予秋水仙碱片0.5mg po bid，依托考昔片60mg po qd，碳酸氢钠片1.0g po tid治疗。出院1周后患者门诊随访，右足背疼痛已完全缓解，故停用秋水仙碱、依托考昔片，予苯溴马隆片50mg po qd排尿酸治疗。

【解析】

痛风（gout）是由于嘌呤代谢紊乱和/或尿酸排泄减少，导致机体血尿酸水平（UA）升高，形成高尿酸血症（hyperuricemia），进而单钠尿酸盐（MSU）析出、沉积，导致晶体相关性关节病，形成临床常见的代谢性风湿病。由此可见，高尿酸血症是痛风发生的病理基础。正常嘌呤饮食状态下，非同日，两次测空腹血尿酸水平>420μmol/L（7mg/dL）可诊断为高尿酸血症。

患者未曾发作过痛风，仅血尿酸水平升高的时期为高尿酸血症期；患者关节炎突然发作的时期，关节红肿热痛，疼痛剧烈，为急性痛风性关节炎期；两次急性痛风性关节炎发作之间的阶段为痛风间歇期；关节持续疼痛，血尿酸水平持续波动，伴有痛风石出现的时期为慢性痛风性关节炎期；微小的尿酸盐结晶沉积于肾间质，导致慢性肾小管—间质肾炎，引起肾小管萎缩变形、间质性纤维化，从而导致肾功能不全的时期为痛风性肾病期。

痛风急性发作期可使用非甾体类抗炎药（NSAIDs）、秋水仙碱、糖皮质激素治疗。急性期缓解后，可根据尿酸水平进一步进行降尿酸或促进尿酸排泄治疗。常用的抑制尿酸生成的药物有别嘌醇、非布司他，促尿酸排泄药物常用的有苯溴马隆。此外，患者需长期遵循低嘌呤饮食习惯。

痛风是一种常见且可管理的慢性代谢类疾病，起因是高尿酸血症导致患者体内形成尿酸钠晶体沉积。对于频繁遭受痛风发作或已形成痛风石的患者，长期服用别嘌醇等降尿酸药物能够促使尿酸钠晶体溶解，从而预防痛风的再次发作，提升生活质量。

知识拓展

降尿酸治疗的目标

无合并症的高尿酸血症患者建议控制血尿酸<420μmol/L，伴合并症时为<360μmol/L；无合并症的痛风患者建议控制血尿酸<360μmol/L，伴合并症时建议血尿酸控制在<300μmol/L。但不建议将血尿酸长期控制在180μmol/L以下。

参考文献

[1] 中华医学会内分泌学分会. 中国高尿酸血症与痛风诊疗指南（2019）[J]. 中华内分泌代谢杂志, 2020, 36(1): 1-13.

[2] 徐东, 朱小霞, 邹和建, 等. 痛风诊疗规范[J]. 中华内科杂志, 2023, 62(9): 1068-1076.

[3] Dalbeth N, Gosling A L, Gaffo A, et al. Gout[J]. Lancet, 2021, 397(10287): 1843-1855.

[4] Mikuls T R. Gout[J]. N Engl J Med, 2022, 387(20): 1877-1887.

[5] 徐玉善, 江艳. 内分泌常见疾病诊断思路及试验流程简析[M]. 昆明: 云南科技出版社, 2021.

第六章
CHAPTER 6

多囊卵巢综合征

【病例】

> 基本信息

女性患者，24岁。

> 主诉

月经紊乱2年。

> 现病史

患者11岁月经初潮，经期5天，周期28～30天。2年前无明显诱因出现月经紊乱，表现为月经周期不规律，月经周期约为15～60天，月经量正常，并伴有体重增加，3个月体重增加6kg。遂至某中医院诊治，完善相关检查后，诊断考虑多囊卵巢综合征，口服优思明治疗，治疗3个月后月经规律，后自行停药，未复诊。1年前开始出现体重增加，1—5月体重逐渐增加了19kg，到私人诊所服用中药（具体不详）治疗，体重无减轻，未进一步诊治。2个月前再次出现月经紊乱，2月18日月经来潮，经期6天，月经量多，之后月经延迟，3月27日月经来潮，经期2天，经量稀少，病程中无多毛、皮肤紫纹，无烦渴、多饮、多尿，体重下降，无怕热、多汗、手抖，无腹痛、腹泻、腹胀等症状，为求进一步诊治，门诊以“多囊卵巢综合征”收入院。起病以来，患者精神、饮食、睡眠可，大、小便正常，体重近期无明显变化。

> 既往史、个人史、婚育史、家族史

患偏头痛10年，反复发作，未特殊处理。有慢性胃炎病史十年余，发作时自服护胃药物（具体不详）。否认心脑血管、肺、肾、其他内分泌系统等重要脏器疾病史及传染病史。否认外伤史。否认手术史。否认输血史。酒精过敏。预防接种史不详。

> 体格检查

T：36.5℃。P：90 次/分。R：19 次/分。BP：113/82mmHg。身高：155cm。体重：62.5kg。BMI：26.01kg/m^2。腰围：89cm。臀围：95cm。腰臀比：0.94。一

般情况可，发育正常，体型偏胖，神清，对答切题，查体合作，皮肤未见破损、黄染及皮疹，头颅五官无畸形，未触及甲状腺肿大，无压痛，未闻及血管杂音，突眼（–），双手细颤征（–）。皮肤黏膜无黄染，全身浅表淋巴结未触及肿大。心率90次/分，律齐无杂音，双肺呼吸音清，未闻及干、湿啰音。腹软，腹部未见紫纹，无压痛，肝脾未及。双下肢无水肿，双足背动脉搏动可触及。四肢肌力、肌张力正常，生理反射存在，病理反射未引出。

> 辅助检查

● 血常规、大便常规、血尿hCG、糖代谢相关检查、凝血功能、甲功均未见明显异常。

● 血生化：丙氨酸氨基转移酶48.80U/L，胆碱酯酶13.3kU/L，γ谷氨酰转肽酶90.01U/L，尿酸537.1μmol/L，血糖5.67mmol/L，三酰甘油3.06mmol/L，高密度脂蛋白胆固醇0.81mmo1/L，低密度脂蛋白胆固醇3.43mmo1/L，钠147.60mmo1/L，碳酸氢盐22.0mmol/L，无机磷0.71mmo1/L。

● OGTT（0min、30min、120min）：5.67mmol/L、8.23mmol/L、6.6mmol/L。胰岛素（0min、30min、120min）：50.73mU/L、52.04mU/L、172.18mU/L。C肽（0min、30min、120min）：4.60ng/mL、4.37ng/mL、9.35ng/mL。胰岛细胞自身抗体：ICA–120KD、GADA–65KD、ICA–64KD、ICA–40KD、IAA–5.8KD均为阴性。

● 垂体激素：生长激素1.32ng/mL，泌乳素36.2ng/mL，促卵泡生成素7.58mIU/mL，促黄体生成素8.72mIU/mL，雌二醇44pg/mL，孕酮1.61ng/mL，睾酮46ng/dL。

● 肾上腺素皮质激素节律：COR（8am、4pm、12pm）217.70ng/mL、86.87ng/mL、45.74ng/mL。ACTH（8am、4pm、12pm）：7.88pg/mL、2.6pg/mL、4.71pg/mL。

● 骨代谢检测全套：25–羟维生素D 24.20nmo1/L，血钙、碱性磷酸酶、降钙素、骨钙素N端中分子片段均正常。

● 妇科超声：①双侧卵巢多囊样改变。②右侧输卵管增粗（炎性可能，建议测血尿hCG，不适随诊）。

● 甲状腺超声：①甲状腺右侧叶囊性结节（TI–RADS–2类）。②双颈Ⅱ～Ⅳ区多个淋巴结可见。

●血管超声：①双侧颈动脉血流通畅，未见明显狭窄及闭塞。②双侧内、外静脉血流通畅，未见明显血栓形成。③双下肢动脉血流通畅，未见明显狭窄及闭塞。④双下肢静脉血流通畅，未见明显血栓形成。

●胸部CT平扫：①双肺未见明显异常。②前上纵隔团片状稍高密度影，胸腺退化不全可能请结合临床。③附见：肝脏密度减低，脂肪肝可能。

●腹部超声：①轻度脂肪肝。②胆囊、胆管显示段胰腺、脾脏、双肾未见明显异常声像。

●垂体MRI平扫+增强、头颅MRI平扫+弥散：①脑实质未见明显异常。②颅内动脉主干未见明显异常。③垂体平扫及增强未见明显异常。

●心脏超声未见明显异常。

●动态心电图：①基础节律为窦性心率。②窦性心律不齐。动态血压提示监测时间内血压基本正常。

> 诊治经过

患者月经紊乱史，双侧卵巢多囊样改变，综合上述辅助检查结果，多囊卵巢综合征诊断明确。予黄体酮100mg po bid，连用5天后停药，待下次月经来潮开始服用优思悦，用药3个月后复查妇科超声。患者存在高胰岛素血症，予二甲双胍片0.5g po tid，改善胰岛素抵抗。

> 诊断

多囊卵巢综合征、胰岛素抵抗、血脂异常、高尿酸血症、脂肪性肝病、肝功能不全、甲状腺结节性质待观察、偏头痛。右侧输卵管增粗（炎性可能）、前上纵隔团片状稍高密度影。

> 治疗及随访

低脂、低嘌呤饮食，多饮水，适当运动，监测血糖。调经：黄体酮100mg po bid，连用5天后停药，待下次月经来潮第5天开始服用优思悦，用药3个月后复查妇科超声，妇科门诊随诊。降尿酸、碱化尿液：苯溴马隆片50mg po qd，碳酸氢钠片1g po tid。调脂：阿托伐他汀钙片20mg po qn，服用期间观察是否出现肌肉酸痛，定期复查血脂、肝肾功能、肌酶。保肝：多烯磷脂酰胆碱胶囊456mg po bid。改善胰岛素抵抗：二甲双胍片0.5g po tid，规律监测血糖，控制空腹血糖在5～6mmol/L，餐后血糖在6～8mmol/L，避免发生低血糖。1个月后复查血脂、肝功、肾功。3～6个月复查血糖、糖化血红蛋白、腹部超声、甲状腺超声、胸部CT。消化内科、妇科、胸外科、甲状腺外科、内分泌科门诊随诊。

【解析】

多囊卵巢综合征（polycystic ovary syndrome，PCOS）是女性育龄期较常见的内分泌代谢疾病。以雄激素过高、稀发排卵或无排卵、卵巢超声提示多囊样改变为特征的疾病，患病率约为5%～10%。PCOS患者还易继发不孕，易合并代谢综合征和胰岛素抵抗，是肥胖症、糖尿病、心血管疾病、子宫内膜癌等疾病的高风险因素。病因机制尚不清楚，考虑可能与多基因异常、环境等因素共同作用有关。

PCOS常见于育龄期女性，临床表现多样，大部分患者可于青春期就出现症状。常见的临床表现包括：月经不规律、痤疮和多毛（高雄激素引起）、不孕、肥胖、胰岛素抵抗（如黑棘皮病）。

PCOS诊断标准包括高雄激素血症相关表现、排卵障碍或月经不规律、卵巢多囊样改变（polycystic ovarian morphology，PCOM）。

PCOS的治疗以综合治疗为主。运动、控制饮食和健康的生活方式在PCOS患者的治疗中尤为重要，也是首选的基础治疗。结合患者症状，包括调整月经周期、改善胰岛素抵抗、降低雄激素水平、诱发排卵等治疗，PCOS患者的治疗强调针对不同阶段、不同患者需求进行相应治疗，同时对于并发症的预防及管理需贯穿始终。

知识拓展

PCOS 诊断步骤（图 6-1）

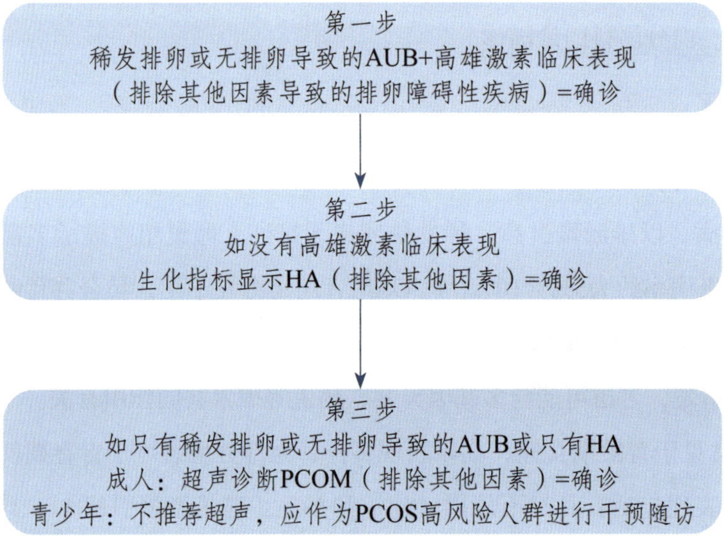

图 6-1 PCOS 诊断步骤

注：PCOS示多囊卵巢综合征；AUB示异常子宫出血；HA示高雄激素血症；PCOM示卵巢多囊样改变。

参考文献

[1] 中国医师协会内分泌代谢科医师分会. 多囊卵巢综合征诊治内分泌专家共识[J]. 中华内分泌代谢杂志, 2018, 34(1): 1-7.

[2] 多囊卵巢综合征诊治路径专家共识编写组. 多囊卵巢综合征诊治路径专家共识[J]. 中华生殖与避孕杂志, 2023, 43(4): 337-345.

[3] 中华预防医学会生育力保护分会生殖内分泌生育保护学组, 田秦杰, 吴洁. 多囊卵巢综合征合并胰岛素抵抗诊治专家共识[J]. 生殖医学杂志, 2024, 33(9): 1133-1140.

[4] Teede H J, Tay C T, Laven J, et al. Recommendations from the 2023 international evidence-based guideline for the assessment and management of polycystic ovary syndrome[J]. J Clin Endocrinol Metab, 2023, 108(10): 2447-2469.

[5] 徐玉善, 江艳. 内分泌常见疾病诊断思路及试验流程简析[M]. 昆明: 云南科技出版社, 2021.

第七章
CHAPTER 7

糖尿病

第一节　1 型糖尿病

【病例】

> 基本信息

女性患者，14岁。

> 主诉

多尿、多饮、体重减轻2年。

> 现病史

患者2年前无明显诱因出现多尿，每日小便10余次，尿量约3000mL，无尿急、尿痛、肉眼血尿，感口干，多饮（喜喝饮料），每日饮水量约3000mL。体重2周内下降约10kg。无心悸、手抖、怕热、多汗，无咳嗽、咳痰、咯血、低热、盗汗等不适。到当地医院就诊，完善检查后被诊断为1型糖尿病、糖尿病酮症酸中毒，经治疗，病情好转出院。出院后长期予短效人胰岛素7～11U 三餐前30min ih（皮下注射），甘精胰岛素16U 睡前ih，患者自测空腹血糖波动在4～11mmol/L，餐后血糖未测。1个月前患者感染甲流后，血糖波动大，偶有心慌、出汗症状，自测血糖3.5mmol/L，进食后症状缓解。病程中无肢体麻木、疼痛，无蚁走感、踏棉感等异常感觉，无视物模糊、泡沫尿、下肢水肿、皮肤瘙痒、间歇性跛行等。自起病以来，患者精神、睡眠可，糖尿病饮食，大便正常，小便如前述，体重近期无变化。

> 既往史、个人史、婚育史、家族史

无特殊病史。否认肝炎、结核、伤寒等传染病病史。否认手术、外伤、输血史。无过敏史。

> 体格检查

T：36.4℃。P：69次/分。R：19次/分。BP：107/71mmHg。身高：172cm。体重：59kg。BMI：19.94kg/m^2。腰围：68cm。臀围：83cm。腰臀比：0.81。一般情况

可，发育正常，神志清楚，对答切题，甲状腺未触及，全身浅表淋巴结未触及，舌精可。双肺呼吸音清，未闻及干、湿啰音，心界不大，心率69次/分，律齐，各瓣膜听诊区未闻及杂音。腹软，全腹无压痛，肝脾未触及。双下肢无水肿，双足背动脉搏动正常，10g尼龙丝试验阴性，双下肢痛觉、振动觉、温度觉正常，双侧膝反射、踝反射正常。生理反射存在，病理反射未引出。

> 辅助检查

- 入院随机血糖13.9mmol/L。
- 血糖（0min、30min、120min）：6.96mmol/L、7.96mmol/L、24.09mmol/L。
- 胰岛素（0min、30min、120min）：14.65mU/L、15.27mU/L、14.15mU/L。
- C肽（0min、30min、120min）：0.01ng/mL、0.01ng/mL、0.01ng/mL。
- 糖化血红蛋白：9.8%。
- 胰岛细胞自身抗体：ICA–120KD（+）、GADA–65KD（+）、ICA–64KD（+）、ICA–40KD（+）、IAA–5.8KD（–）。
- 早期肾损伤：尿白蛋白/肌酐比值（随机尿）16.67mg/gCre；尿白蛋白/肌酐比值（24h尿）13.52mg/gCre；尿液分析：尿糖（–），尿酮（–）。
- 心电图、心脏彩超、胸片、腹部B超、颈部及四肢血管B超均正常。
- 眼底：未见出血及微血管瘤。
- 甲功及甲状腺B超未见异常。

> 诊治经过

非药物治疗。①糖尿病教育：包括糖尿病临床表现、急慢性并发症、血糖监测、饮食及运动、药物等。②饮食治疗：患者处于青春期，建议每日饮食总热量控制在1800～2000kcal（1kcal=4.18kJ），为保证正常生长需求，碳水化合物摄入量占总能量的50%～55%。按早餐：中餐：晚餐=1：1：1。糖尿病饮食基本原则：吃动平衡、保持健康体重、总量控制、主食定量、粗细粮搭配、食物多样化、多吃蔬菜、水果适量、常吃鱼禽蛋类、畜肉类适量、少油少盐、戒烟限酒等。③规律有氧运动：建议每日参加60min中等至高强度的有氧运动，或每周≥150min的运动。④日常生活的正确应对、心理调适和行为改变。

药物治疗。降糖方案调整为：甘精胰岛素12U睡前ih，门冬胰岛素6U三餐前ih，阿卡波糖片50mg po tid，监测血糖，根据血糖水平及检查结果调整治疗方案。

> 诊断

1型糖尿病。

> 治疗及随访

糖尿病饮食，正确运动，监测血糖，继续使用甘精胰岛素12U 睡前ih，门冬胰岛素6U三餐前ih，阿卡波糖片50mg po tid，监测血糖，根据血糖水平及检查结果调整治疗方案。1个月后内分泌科门诊随诊。

【解析】

我国15岁以下1型糖尿病（T1DM）发病率在过去20年增长了近4倍。2021年国际糖尿病联盟（IDF）发布的《全球糖尿病地图（第10版）》指出："尽管中国仍然是全球T1DM发病率较低的国家之一，但人口基数大，儿童和青少年T1DM患病人数居全球第四，疾病负担不容小觑。"

T1DM发病受种族遗传、年龄、性别、季节、饮食、地区等多种因素影响。与T1DM发病相关的药物主要为免疫检查点抑制剂，包括程序性死亡蛋白-1抑制剂、程序性死亡蛋白配体-1抑制剂、细胞毒性T淋巴细胞相关抗原-4抑制剂等。这些是当前新的肿瘤免疫治疗药物，在发挥抗肿瘤作用的同时，可能引起一种较为罕见的免疫相关不良反应——T1DM，该不良反应被称为"免疫检查点抑制剂诱导的1型糖尿病（ICI-T1DM）"。

患者为青少年T1DM，主要采用胰岛素治疗，平时未做到规律饮食、运动、血糖监测，导致血糖波动较大。针对以上问题，应完善相关检查评估其胰岛功能及糖尿病并发症，调整治疗方案，将短效人胰岛素换为速效胰岛素类似物，改善患者用药体验，提高患者用药依从性，加强血糖控制，定期复诊。患者处于青春期，对糖尿病的健康知识及危害认识不充分，加之患者住校，缺乏家长监督，饮食控制、运动治疗均不到位。此外，患者诉在校注射胰岛素感觉不方便，怕被同学和老师看见。由此可见，对患者进行糖尿病健康教育、提高自我管理能力是必要的。"自我管理教育与支持"（DSMES）是支持T1DM患者获得进行自我管理所需知识、技能和信心的过程，能有效提高T1DM患者的自我管理能力，改善代谢控制，为全病程管理打好基石。

知识拓展

口服葡萄糖耐量试验（OGTT）

●原理：OGTT是给予口服葡萄糖（负荷后），检查人体血糖调节的方法。口服葡萄糖后，可刺激胰岛素及C肽分泌，抑制肝糖的输出，增强外周组织对葡萄糖利用。血糖于30～60min内达高峰，在1.5～2h下降到正常水平。

●方法：试验前3天应每天进食碳水化合物不少于200g，并且有正常的体力活动。试验前开始禁食10～16h，但可以饮水。无水葡萄糖粉75g（或含一分子水葡萄糖83g）溶于温水，总量250～300mL，于5～10min内喝下。于试验的0min、30min、60min、90min、120min分别采血测血糖。儿童按照体重1.75g/kg予以葡萄糖负荷，总量不超过75g。

●结果判断：如表7-1所示。

表 7-1　口服葡萄糖耐量试验结果

诊断	空腹血糖（mmol/L）	服糖后2h血糖（mmol/L）
正常糖耐量	＜6.1	＜7.8
空腹血糖调节受损（IFG）	6.1～7.0	＜7.8
糖耐量异常（IGT）	＜6.1	7.8～11.1
糖尿病	＞7.0	和/或≥11.1

胰岛素释放试验和C肽释放试验

●原理：给予口服葡萄糖负荷，测定胰岛素和C肽水平，可评估胰岛β细胞功能和胰岛素抵抗程度。

●方法：同OGTT。在采血测血糖的同时分出血标本测定胰岛素（或C肽）。

●结果判断：①正常人口服葡萄糖刺激后胰岛素、C肽分泌高峰与血糖高峰一致，高峰在服糖后30～60min，胰岛素约为基础值的5～10倍，C肽约为基础值的5～6倍，服糖后180min恢复到基础水平。②1型糖尿病：胰岛素、C肽分泌曲线呈低平曲线。③2型糖尿病：分泌高峰后延，分泌高峰值可有所下降。若患2型糖尿病病程较长、胰岛功能较差，也可表现为低平曲线。

参考文献

[1] 中华医学会糖尿病学分会, 中国医师协会内分泌代谢科医师分会, 中华医学会内分泌学分会, 等. 中国1型糖尿病诊治指南（2021版）[J]. 中华糖尿病杂志, 2022, 14(11): 1143-1250.
[2] 长沙国家代谢性疾病临床医学研究中心, 中国1型糖尿病联盟. 1型糖尿病自我管理教育与支持专家共识（2023版）[J]. 中华糖尿病杂志, 2023, 15(8): 679-689.
[3] 中华医学会儿科学分会内分泌遗传代谢学组, 中华儿科杂志编辑委员会. 中国儿童1型糖尿病标准化诊断与治疗专家共识（2020版）[J]. 中华儿科杂志, 2020, 58(6): 447-454.
[4] 中华医学会糖尿病学分会1型糖尿病学组, 中国1型糖尿病患者在校管理手册编写委员会. 中国1型糖尿病患者在校管理手册[J]. 中华糖尿病杂志, 2024, 16(10): 1074-1083.
[5] 中国医师协会内分泌代谢科医师分会, 国家代谢性疾病临床医学研究中心. 糖尿病分型诊断中国专家共识[J]. 中华糖尿病杂志, 2022, 14(2): 120-139.
[6] 中华医学会内分泌学分会, 中华医学会糖尿病学分会, 中国医师协会内分泌代谢科医师分会. 中国胰岛素泵治疗指南（2021年版）[J]. 中华内分泌代谢杂志, 2021, 37(8): 679-701.
[7] 徐玉善, 江艳. 内分泌常见疾病诊断思路及试验流程简析[M]. 昆明: 云南科技出版社, 2021.
[8] Sperling M A, Laffel L M. Current management of glycemia in children with type 1 diabetes mellitus[J]. N Engl J Med, 2022, 386(12): 1155-1164.
[9] Xie J, Wang M, Long Z, et al. Global burden of type 2 diabetes in adolescents and young adults, 1990-2019: systematic analysis of the global burden of disease study 2019[J]. BMJ, 2022, 379: e72385.
[10] American Diabetes Association Disclosures: standards of care in diabetes-2024[J]. Diabetes Care, 2024, 47(Supplement_1): S309-S313.
[11] Subramanian S, Khan F, Hirsch I B. New advances in type 1 diabetes[J]. BMJ, 2024, 384: e75681.

第二节　2 型糖尿病

【病例】

> 基本信息

男性患者，73岁

> 主诉

发现血糖升高14年。

> 现病史

患者14年前体检发现血糖升高，测静脉空腹血糖8.1mmol/L，当时无多饮、多食、多尿及体重下降等症状，未重视，未系统诊治。7年前于某医院测静脉空腹血糖8.9mmol/L，进一步完善相关检查后诊断2型糖尿病，予阿卡波糖片50mg tid餐时嚼服，控制血糖，监测血糖，空腹血糖波动于6～7mmol/L，餐后2h血糖波动至10mmol/L左右。后每年定期至上级医院内分泌科住院复查，1年前住院复查诊断：2型糖尿病、糖尿病周围神经病变、糖尿病肾病Ⅲ期。调整降糖方案为阿卡波糖片100mg tid餐时嚼服，监测血糖，空腹血糖波动于6～7mmol/L，餐后2h血糖波动于8～10mmol/L。病程中否认发生糖尿病酮症及低血糖症状。病程中偶有视物模糊，无视物成双、飞蚊症，偶有肢端麻木，无间歇性跛行。起病以来，精神、睡眠可，未严格糖尿病饮食，大、小便正常，体重无明显变化。

> 既往史、个人史、婚育史、家族史

高血压病史10余年，最高血压值160/98mmHg，平素服用硝苯地平控释片30mg po qm控制血压，血压控制在（120～130）/（80～90）mmHg。冠心病病史10余年，平素服用阿托伐他汀钙片10mg qm，阿司匹林肠溶片0.1g qd，冠心病二级预防。否认慢性肺疾病及其他内分泌疾病史。否认肝炎、结核、伤寒传染病病史。41年前曾行阑尾切除术。否认外伤、输血史。青霉素过敏。

> 体格检查

T：36.2℃。P：83次/分。R：18次/分。BP：131/72mmHg。身高：166cm。体重：66kg。BMI：23.95kg/m²。腰臀比：0.95。一般情况可，神志清楚，对答切题，营养中等，甲状腺未触及，全身浅表淋巴结未触及，巩膜无黄染，双肺呼吸音清，未闻及干、湿啰音。心界不大，心率83次/分，律齐，各瓣膜听诊区未闻及杂音。腹稍膨隆，全腹无压痛，肝脾未触及，肠鸣音4次/分。双下肢无水肿，双足背动脉搏动可，10g尼龙丝试验阴性，双下肢痛觉、振动觉、温度觉正常，双侧膝反射、踝反射正常。

> 辅助检查

- 入院随机血糖8.5mmol/L。
- 血糖（0min、30min、120min）：5.29mmol/L、10.32mmol/L、11.92mmol/L。
- 胰岛素（0min、30min、120min）：19.83mU/L、17.40mU/L、20.71mU/L。
- C肽（0min、30min、120min）：0.14ng/mL、0.49ng/mL、1.58ng/mL。
- 糖化血红蛋白：7.1%。
- 胰岛细胞自身抗体：ICA-120KD（-）、GADA-65KD（-）、ICA-64KD（-）、ICA-40KD（-）、IAA-5.8KD（-）。
- 早期肾损伤：尿白蛋白/肌酐比值（随机尿）67.89mg/g Cre；尿白蛋白/肌酐比值（24h尿）88.35mg/g Cre；尿液分析：尿糖（-），尿酮（-），蛋白（-）。
- 心电图、胸部CT、腹部B超正常。
- 颈部及四肢血管B超：双侧颈动脉内中膜不均增厚伴多发斑块形成，血流通畅。双下肢动脉血流通畅，未见明显狭窄。
- 心脏彩超：室间隔增厚。
- 眼底：可见微血管瘤，糖尿病视网膜病变背景期。
- 甲功及甲状腺B超未见异常。
- 四肢肌电图：糖尿病周围神经病变。

> 诊治经过

非药物治疗。①糖尿病教育：包括糖尿病临床表现、急慢性并发症、血糖监测、饮食及运动、药物等。②饮食治疗：患者目前体重在正常范围，退休在家为轻体力劳动者，建议每日饮食总热量控制在1800kcal，按早餐：中餐：晚餐=1：1：1，两餐中间可加少量水果，尤其在运动后，餐前1h可适量加餐。选用橄榄油作为烹饪用油，每天摄入食盐量小于6g。③规律有氧运动：运动时间在餐后1h进行，每次运动时间掌握在40～60min，运动类型可选择步行、太极拳、广场舞等运动方式，运动时携带适量食物。④放松心情，保持乐观心态。

药物治疗。继续采用阿卡波糖片100mg 餐时嚼服tid，监测血糖，根据血糖水平及检查结果调整治疗方案。继续予降压、冠心病二级预防治疗。

> 诊断

2型糖尿病、2型糖尿病周围神经病变、2型糖尿病肾病Ⅲ期、2型糖尿病视网膜病变背景期、高血压2级（很高危组）、冠状动脉粥样硬化性心脏病。

> 治疗及随访

患者目前降糖方案简单易行，血糖控制良好，肢体麻木有所减轻。建议患者出院后至社区卫生服务站定期复诊，纳入社区糖尿病规范化管理，监测血糖、糖化血红蛋白、尿微量白蛋白、血压、血脂等。

【解析】

患者糖尿病病程较长，主要采用口服降糖药治疗，规律监测血糖并定期复查评估并发症情况。但患者不能严格遵循糖尿病饮食，且合并高血压、冠心病，针对以上问题，应完善相关检查评估胰岛功能及糖尿病并发症，加强患者糖尿病健康教育，优化血糖、血压控制，在考虑禁忌证后可进一步换用具有心肾获益的降糖及降压药物，纳入社区慢病管理，定期复诊。此外，在治疗糖尿病的同时，还应注意其他疾病的筛查及管理。

知识拓展

低血糖是T1DM血糖管理的主要限制因素。2021年版《中国1型糖尿病防治指南》提出："T1DM 患者在治疗过程中血糖水平<3.9mmol/L可诊断低血糖。依据T1DM 患者的低血糖程度不同，可分为三级。①1级低血糖：3.0mmol/L≤血糖<3.9mmol/L，表现为自主神经症状。患者意识清醒，可意识到自己发生了低血糖并能够自行处理。②2级低血糖：血糖<3.0mmol/L，表现为自主神经症状和神经性低血糖症状。患者意识尚清醒，能够自行处理。③3级低血糖：无特定血糖界限，患者可出现意识障碍或抽搐等情况。"

低血糖的处理。意识清醒的1级和2级低血糖患者，应尽快进食升糖指数（GI）较高的碳水化合物（如巧克力、含糖饮料或香蕉等）。进食15min后复查血糖，根据血糖水平决定是否重复上述步骤。当症状改善或恢复正常血糖水平，根据下一次进餐时间决定是否需要额外进食以维持血糖水平。对于出现意识障碍的3级低血糖患者，需要做如下处理：①在医院，若无胰高糖素，则应迅速建立静脉通道，使用50%（成人）或10%（儿童）的葡萄糖溶液静脉注射，10min后再评估意识和血糖情况。根据意识改善情况决定是否重复上述步骤，或进食碳水化合物防止低血糖反复。②在医院，若有胰高糖素，则立即予以胰高糖素肌内或皮下注射（成人1mg；儿童体重≥25kg，1.0mg；儿童体重<25kg，0.5mg），10min后评估意识和血糖情况。根据意识情况决定静脉注射葡萄糖溶液升高血糖或口服碳水化合物维持血糖。③在院外，通常很难建立静脉通道，若有即用型胰高糖素，可以使用肌内或皮下注射胰高糖素（剂量同前），若症状改善，意识足够清醒，应额外口服碳水化合物来维持血糖水平。若无即用型胰高糖素或注射胰高糖素后意识情况无改善，则应尽快就近救治或寻求同伴支持救治。对于少数联合应用糖苷酶抑制剂的患者，发生低血糖后应静注或口服葡萄糖治疗，服用蔗糖或一般甜食无效。

低血糖危险因素的识别及预防。①胰岛素治疗：胰岛素剂型、剂量、注射频次、注射时间等均与低血糖的发生有关，因此，基于患者自身特点的个体化治疗方案对于避免低血糖发生至关重要。一般来说，使用胰岛素建议从小剂量开始，逐渐增加剂量，并注意谨慎调整剂量。此外，人工胰腺等新型胰岛素输注设备对降低低血糖发生风险有着重要作用。②进食：进食较少或未进食会增加低血糖风险。根据食欲、进食量及是否合并进食障碍（如神经性厌食、神经性贪食）等情况，及时适当地调整胰岛素治疗方案，将有效降低低血糖发生的风险。③运动：运动的时间、频次、强度、时长等对血糖控制具有重要影响。这就要求制订个体化的运动治疗方案，加强血糖监测，并根据血糖水平注意在运动前进食额外的碳水化合物，以此降低低血糖发生的风险。④饮酒：空腹饮酒或酗酒可抑制糖异生和低血糖时的升糖调节机制，还会降低患者对低血糖的感知能力。因此，避免酗酒和空腹饮酒是预防低血糖发生的有效措施。⑤睡眠：睡眠时机体对低血糖的感知能力和反向升糖调节能力降低，低血糖发生风险增加。所以需要加强夜间血糖监测，以及需要避免过长的睡眠时间。⑥心理：极少情况下，患者可能会制定过分严格的血糖控制目标，并频繁自行调整胰岛素剂量，可能就会出现临床上难以解释的反复低血糖。建议在有针对性的血糖监测的基础上，对胰岛素剂量的自主调节进行简单的结构化教育（SEP），加强患者教育并给予心理支持，帮助其正确认识低血糖的危害和制定适当的血糖控制目标，以预防低血糖发生及减少患者对低血糖发生的恐惧。⑦合并症：频发低血糖需排除伴发甲状腺功能减退、Addison病及炎症性肠病等自身免疫性疾病的可能。明确诊断并予以相应治疗可有效改善低血糖发生风险。⑧低血糖感知受损：反复频发的低血糖可降低机体对低血糖的感知能力。建议加强血糖监测，调整治疗方案并维持无低血糖状态2～3周以上，有助于恢复患者对低血糖的感知能力。⑨家庭支持：对患者、家属、监护人等提供关于低血糖的识别和管理的教育，告知他们随时需要备有可以直接利用的碳水化合物（葡萄糖或蔗糖）及血糖检测设备，以便及时确认血糖水平并对低血糖进行安全管理。⑩其他：糖尿病患病时间长、高龄、近期有严重低血糖史、教育程度较低、家庭收入较低、患有慢性肾脏疾病及低血糖相关自主神经衰竭均会增加低血糖发生风险。

参考文献

[1] 中华医学会糖尿病学分会. 中国2型糖尿病防治指南（2020年版）[J]. 中华糖尿病杂志, 2021, 13(4): 315-409.

[2] 国家老年医学中心, 中华医学会糖尿病学分会, 中国体育科学学会. 中国2型糖尿病运动治疗指南（2024版）[J]. 中华糖尿病杂志, 2024, 16(6): 616-647.

[3] 中国老年2型糖尿病防治临床指南编写组, 中国老年医学学会老年内分泌代谢分会, 中国老年保健医学研究会老年内分泌与代谢分会, 等. 中国老年2型糖尿病防治临床指南（2022年版）[J]. 中华内科杂志, 2022, 61(1): 12-50.

[4] 徐玉善, 江艳. 内分泌常见疾病诊断思路及试验流程简析[M]. 昆明: 云南科技出版社，2021.

[5] American Diabetes Association Disclosures: standards of care in diabetes-2024[J]. Diabetes Care, 2024, 47(Supplement_1): S309-S313.

第八章
CHAPTER 8

肥胖症

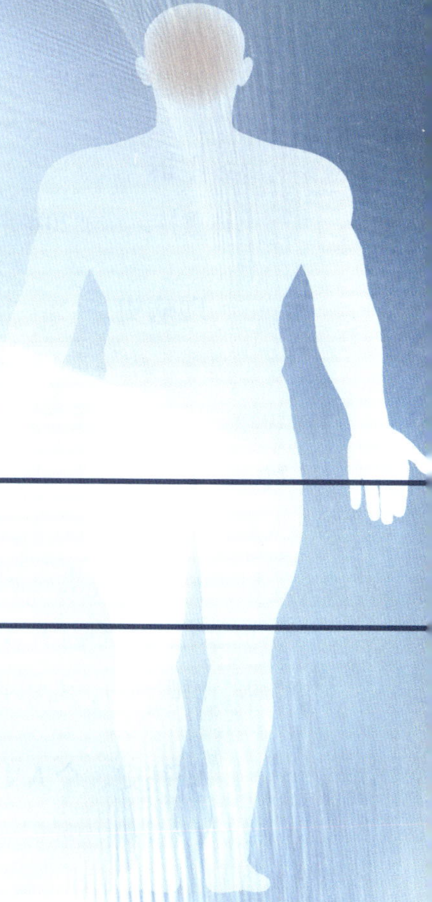

【病例】

> 基本信息

女性患者，24岁。

> 主诉

体重持续增加20年余。

> 现病史

患者出生体重4.9kg，自幼多食（以主食为主），运动量少，每年体重增加约10kg。无头晕、乏力，无胸闷、心悸，无视物模糊、视力下降、视野缺损、视物旋转，无恶心、呕吐、纳差、腹胀、腹泻、便秘、腹痛、皮肤紫纹等。自诉学习压力大时轻微头痛，服用酚氨咖敏片后缓解。2年前患者控制饮食、规律运动后体重明显下降，2个月内体重约下降20kg，生活习惯恢复后，患者体重增加至减重前。现为进一步诊治，某医院门诊以肥胖症收住入院。自发病以来，患者精力体力尚可，精神尚可，睡眠尚可，大、小便基本正常。

> 既往史、个人史、婚育史、家族史

5年前诊断为轻度脂肪肝，未治疗。2年前诊断为睡眠障碍，具体治疗不详。否认其他心脑血管、肺、肾、内分泌系统等重要脏器疾病史及传染病史。4年前于当地县医院行皮脂腺囊肿切除术。否认外伤史。否认输血史、过敏史。预防接种史不详。

> 体格检查

T：36.1℃。P：94次/分。R：20次/分。BP：138/95mmHg。氧饱和度：96%。体重：110kg。身高：172cm。BMI：37.18kg/m^2。腰围：115cm。臀围：122cm。腰臀比：0.94。一般情况可，体型肥胖，发育正常，营养中等，神清，对答切题，查体合作，颈项部未见明显脂肪聚集，双侧甲状腺未触及。双肺呼吸音正常，未闻及干、湿啰音。心前区无隆起，心界不大，心率94次/分，律齐，各瓣膜听诊区未闻及病理性杂音。腹部膨隆，无紫纹，全腹软，无压痛，肝脾未及，肝肾区无叩痛，移动性

浊音阴性，肠鸣音4次/分。双下肢无水肿，无肌萎缩。足无畸形，局部皮肤无红肿、破溃。双足背动脉搏动正常。四肢肌力Ⅴ级。生理反射存在，病理反射未引出。

> 辅助检查

●血常规、尿常规、大便常规、血生化（肝肾功、尿酸、血脂）、脂肪酶、淀粉酶、BNP、糖代谢相关检查、凝血功能均未见明显异常。

●OGTT、同步胰岛素及C肽释放试验见表8-1。

表 8-1 OGTT、同步胰岛素及 C 肽释放试验结果

	血糖（mmol/L）	C肽（ng/mL）	胰岛素（mU/L）
空腹	4.30	1.97	14.77
餐后30min	8.25	6.33	89.56
餐后2h	9.35	7.07	90.52

●胰岛细胞自身抗体：ICA-120KD、GADA-65KD、ICA-64KD、ICA-40KD、IAA-5.8KD均为阴性。

●甲状腺功能全套：甲状腺微粒体抗体541.20%，甲状腺球蛋白抗体1227.40%，其余正常。

●垂体激素：生长激素0.15ng/mL，泌乳素37.6ng/mL，促卵泡生成素6.21mIU/mL，促黄体生成素2.54mIU/mL，雌二醇57pg/mL，孕酮<0.120ng/mL，睾酮6ng/dL。

●肾上腺素皮质激素节律见表8-2。

表 8-2 肾上腺素皮质激素节律结果

	8am	4pm	12pm
COR（ng/mL）	146.0	47.35	37.25
ACTH（pg/mL）	35.45	8.33	6.34

●甲状腺B超：①甲状腺实质回声不均声像（桥本氏病可能，请结合甲功全套）。②双颈Ⅰ～Ⅳ区多个淋巴结可见。

●腹部B超：①轻度脂肪肝。②肝S2段钙化斑。③脾稍大。

●妇科B超：双侧卵巢多囊样改变。

●垂体及肾上腺MRI平扫+增强未见明显异常。

● 心脏超声、血管超声、胸片均未见明显异常。

> 诊治经过

为明确该患者的肥胖原因及存在的代谢相关问题，予以完善相关检测。垂体及肾上腺MRI平扫+增强、ACTH及COR节律、垂体激素等结果未见异常，甲功提示抗体升高，其余正常。结合甲状腺超声结果，考虑为桥本甲状腺炎，暂不予特殊处理，建议每年复查甲功及甲状腺超声，如需备孕则提前就诊。腹部超声提示轻度脂肪肝，肝功能正常，饮食调控下建议加强运动，6～12个月复查腹部超声。结合上述检查结果，无明确病理性肥胖证据，考虑单纯性肥胖。

OGTT结果显示餐后略高，考虑糖耐量异常，对患者进行饮食控制宣教，定期监测血糖，3个月再次复查OGTT。患者妇科超声提示多囊卵巢，其垂体激素中睾酮正常，考虑存在多囊卵巢样改变，予二甲双胍片0.25g po tid治疗。

> 诊断

肥胖症、糖耐量异常、脂肪性肝病、桥本甲状腺炎、多囊卵巢样变、睡眠障碍。

> 治疗及随访

低脂饮食、适当运动，生活方式干预，控制体重，监测血糖。遵医嘱服二甲双肽片0.25g po tid。3个月复查糖代谢相关检查、OGTT、血生化等检查，每年复查甲功、甲状腺超声、腹部超声，门诊随诊。

【解析】

肥胖症是一种慢性疾病，其特点是脂肪组织的过度积累、分布和功能异常，这种状况是由遗传和环境因素共同作用的结果。生活方式因素，包括饮食习惯、营养摄入和体育活动，以及社会经济和生产模式的变化，是导致肥胖率逐年上升的主要因素。肥胖个体可能会遇到多种慢性并发症，包括糖代谢异常（糖尿病、糖尿病前期及代谢综合征）、血脂异常、高血压及心血管疾病、慢性肾脏疾病、代谢功能障碍相关性脂肪性肝病、多囊卵巢综合征、女性不孕症、男性低促性腺激素性性腺功能减退症、阻塞性睡眠呼吸暂停综合征、哮喘或反应性气道疾病、骨关节炎、张力性尿失禁、胃食管反流病、抑郁症、焦虑等精神心理疾患。此外，痛风、肿瘤的发病风险也随之增加。

肥胖症的诊断（表8-3）仍存在较大争议。在临床上肥胖症的诊断依据仍以BMI为标准（由身高和体重计算得出，各地区标准不同）。但BMI并不能准确反映脂肪分布和身体成分，因此仍需要测定腰围、臀围、体脂率、内脏脂肪等进行综合评估。此外，在诊断时还需对肥胖的病因、代谢及合并症情况、患者的心理状况等进行综合评估。

表 8-3 中国人群肥胖症的常用诊断标准

项目	检测方法	性别	诊断标准		优缺点
BMI	体重/身高^2（kg/m^2）		正常18.5～23.9kg/m^2	超重24.0～27.9kg/m^2	操作简单，适用范围广，是目前最常用的诊断指标。但不能反映身体成分和脂肪分布
				肥胖≥28kg/m^2	
腰围	软尺	男	正常＜85cm	腹型肥胖≥90cm	可以部分反映脂肪的分布，衡量腹型肥胖，操作简单，适用性广。但测量误差较大，使用中需注意正确的测量方法
		女	正常＜80cm	腹型肥胖≥85cm	
腰臀比	腰围/臀围	男	正常0.85～0.90	腹型肥胖≥0.90	
		女	正常0.75～0.80	腹型肥胖≥0.85	
腰高比	腰围/身高		正常＜0.5	腹型肥胖≥0.5	
体脂率	生物电阻抗，双能X线	男	正常10%～20%	肥胖≥25%	测量较为准确，其中评估内脏脂肪面积是诊断腹型肥胖的金标准。但需要专业设备，操作较为复杂，价格较高
		女	正常15%～25%	肥胖≥30%	
内脏脂肪面积	CT，MRI		正常＜80cm^2	腹型肥胖≥80cm^2	

注：建议所有从事肥胖诊疗的医疗机构合理配置体重秤、软尺及体脂分析仪，对超重和肥胖患者(包括腹型肥胖)进行BMI及腰围测量，条件许可情况下尽可能评估体脂率或内脏脂肪。

体重管理干预越早，获益越大。体重管理的介入时间应当尽早，即在体重出现上升时开始实施体重管理计划，而不应该等到并发症出现甚至加重时再进行。生活方式干预需贯穿体重管理的全过程，具体方法包括医学营养治疗（常用的医学减重膳食方法，如表8–4所示）和运动治疗。运动治疗方案应以注重患者安全为原则，在运动风险评估（包括机械性损伤风险和运动诱发疾病风险）的基础上，根据患者的BMI、体能、基础疾病和肥胖症相关疾病制定个体化运动处方。

单纯的生活方式干预往往效果欠佳或者出现反弹，因此，在强化治疗期，建议对于所有达到肥胖、腹型肥胖标准或存在肥胖相关合并症的患者，联合应用减重药物治疗；对于尚处于超重而无合并症的患者，也可在生活方式干预效果不佳（如3个月减重＜5%或未达预期）后，尽早联合减重药物治疗。国内已获批用于治疗原发性肥胖症的药物（如表8–5所示）。

对于保守治疗效果欠佳的重度肥胖症患者，必要时可与外科医生探讨手术的可能性。减重代谢手术的机制是通过缩小胃容积和/或缩短小肠有效长度，以达到限制摄食量和/或减少营养吸收，从而减轻体重。减重代谢手术需严格遵循适应证和禁忌证。根据中华人民共和国国家卫生健康委员会医政司颁布的《肥胖症诊疗指南（2024年版）》指示，减重代谢手术的适应证：①18～70周岁人群BMI≥32.5kg/m^2，或BMI≥27.5kg/m^{2}合并T2DM（无论T2DM内科治疗是否有效）。②18～70周岁人群BMI达到27.5kg/m^{2}且低于32.5 kg/m^2，内科减重无效。或合并肥胖症相关其他疾病，内科治疗无效。③年龄≥70周岁的老年人群，可参考18～70周岁人群手术适应证，但同时需综合考虑合并疾病及身体机能，经多学科讨论及充分知情同意后决定。④对于年龄＜18周岁的儿童及青少年，体重超过同龄人95%百分位的140%，或者体重超过同龄人95%百分位的120%且合并肥胖症相关疾病而内科治疗无效，需综合考虑合并疾病、发育状况及对未来的影响，经多学科讨论及充分知情同意后决定。⑤重度肥胖症患者手术后，如依然处于肥胖症状态和/或病理状态，需要持续性治疗肥胖症和/或肥胖症相关疾病，包括非手术治疗及再次手术治疗。⑥此外，18～70周岁人群BMI达到25.0 kg/m^{2}且低于27.5 kg/m^2，且合并T2DM，内科强化治疗血糖控制不能达标，如需进行手术治疗，需经伦理委员会知情同意并正式批准研究方案。减重代谢手术的禁忌证：①处于妊娠期的女性。②滥用药物或酒精成瘾者。③患有精神疾病，精神症状未有效控制或者稳定期不足6个月者。④智力障碍或智力不成熟，行为不能自控者。⑤不能配合术后饮食及生活习惯的改变，依从性差者。⑥对手术期望不符合实际者。

常用的手术方式有：①以限制摄食量为主，如胃袖状切除术（sleeve gastrec-tomy，SG）和胃内球囊技术（intragastric balloons，IGB）等。②以减少营养吸收为主，如单吻合口十二指肠回肠旁路联合胃袖状切除术/单吻合口十二指肠转位术（single anastomosis duodeno-ileal bypass with sleeve gastrectomy/one anas-tomosis duodenal switch，SADI-S/OADS）和胆胰转流并十二指肠转位术（biliop-ancreatic diversion with duodenal switch，BPD-DS）、旷置较长胆胰肠襻的单吻合口胃旁路术（one anas-tomosis gastric bypass，OAGB）。③平衡摄食量限制和营养吸收减少，如Roux-en-Y胃旁路术（roux-en-Y gastric bypass，RYGB）。

表 8-4　常用医学减重膳食方法的临床应用比较

减重膳食种类	膳食特点	适用人群	临床应用	局限性
限能量饮食	在限制能量摄入（日常饮食能量减去30%）的基础上营养素比例符合平衡膳食的要求	各类人群	显著减轻体重及体脂量，改善血脂及胰岛素抵抗，降低动脉粥样硬化发生风险，可长期施行	需长期改变生活习惯，孕期、儿童青少年应满足生育及生长发育的营养需求
极低能量饮食	每日仅摄入600～800kcal能量饮食，保持蛋白质和碳水化合物的最低需要量	重度肥胖症快速减重治疗，仅短期应用	重度肥胖症快速减重治疗，仅短期应用	不适于长期应用，应在严格医学监督下防止营养不良及低代谢发生
高蛋白饮食	每日蛋白质摄入量超过20%，但一般不高于35%的膳食模式	肾功能正常且需要短期快速减重的伴有糖脂代谢异常的人群	有助于快速减重、保护肌肉组织，及用于减重后体重维持	不建议长期应用，需监测肾功能变化
轻断食模式	也称间歇性断食，一般采用“5+2”模式，1周中5天相对正常进食，其他2天（非连续）则摄取平常的1/4能量（男性600kcal/d，女性500kcal/d）的膳食模式	各类有减重需求的人群可根据耐受情况长期应用	有效减少体脂，调节血糖、血脂，改善胰岛素敏感性，延缓衰老及减少肿瘤发生风险	
低碳水化合物饮食	目前尚无碳水化合物供能比的统一标准，一般在20%～40%，低于20%为极低碳水化合物饮食	肥胖/超重、代谢性疾病风险人群（2型糖尿病、脂肪肝）等短期应用	在短期、快速降低体重中优于其他饮食方法，有一定卫生经济学效益	难以长期坚持，并应监测酮体生成情况，预防酸中毒发生，糖尿病患者应加强监测，谨慎应用

续表 8-4

减重膳食种类	膳食特点	适用人群	临床应用	局限性
低脂饮食	目前尚无脂肪供能比统一标准，一般在20%～25%或全天脂肪摄入量低于50g	超重肥胖、合并脂代谢异常的代谢性疾患者群	减少总能量摄入，尤其是饱和脂肪酸摄入，易于动员体脂肪，短期体重有效下降	注意避免精制碳水化合物或添加糖的过量应用
代餐饮食	为满足成年人控制体重期间一餐或两餐的营养需要，代替一餐或两餐，专门加工配制而成的一种控制能量食品。大部分具有低热量、高纤维易饱腹的特点	各种超重、肥胖症患者	有助于降低肥胖、糖尿病、血脂异常症、肠癌等发病风险，控制能量密度，减重期间有更好的依从性，有助于长期减重	完全代餐饮食会降低生活质量，应在医学监督下预防营养素缺乏导致的营养不良

表 8-5　国内已获批用于治疗原发性肥胖症的药物比较

药品名称	机制	12～24个月时去除安慰剂效应后体重下降幅度（%）	12～24个月时减重幅度达到5%以上的患者比例（%）	副作用	禁忌证
奥利司他	脂肪酶抑制剂	3.1%（95% *CI* 2.7～3.5）	49.7%	常见的：腹胀，脂肪泻 罕见：肝衰竭	对奥利司他或药物制剂中任何一种成分过敏，慢性吸收不良综合征、胆汁淤积症，继发性肥胖（如甲状腺功能减退），器官移植者以及服用环孢霉素者（奥利司他会干扰抗移植排异反应的药物）
利拉鲁肽（最高剂量3.0mg）	GLP-1受体激动剂	4.7%（95% *CI* 4.1～5.3）	64%	罕见/可能：胰腺炎	具有甲状腺髓样癌的个人或家族史的患者，或有多发性内分泌腺瘤病2型的患者
贝那鲁肽	GLP-1受体激动剂	3.6%（95% *CI* 2.6～4.6）	58.2%	常见：恶心、呕吐、便秘 罕见/可能：胰腺炎	对本品所含任何成分过敏者
司美格鲁肽（最高剂量2.4mg）	GLP-1受体激动剂	12.1%（95% *CI* 10.7～13.5）	85.8%	常见：恶心、呕吐便秘 罕见/可能：胰腺炎	具有甲状腺髓样癌的个人或家族史的患者，或有多发性内分泌腺瘤病2型的患者
替尔泊肽（最高剂量15mg）	GLP-1/GIP双受体激动剂	根据不同剂量，可达到11.9%～17.8%（95% *CI* 10.4～13.4）	根据不同剂量可达到85%～91%	常见：恶心、呕吐便秘 罕见/可能：胰腺炎	具有甲状腺髓样癌的个人或家族史的患者，或有多发性内分泌腺瘤病2型的患者

知识拓展

超重和肥胖诊疗路径（图 8-1）

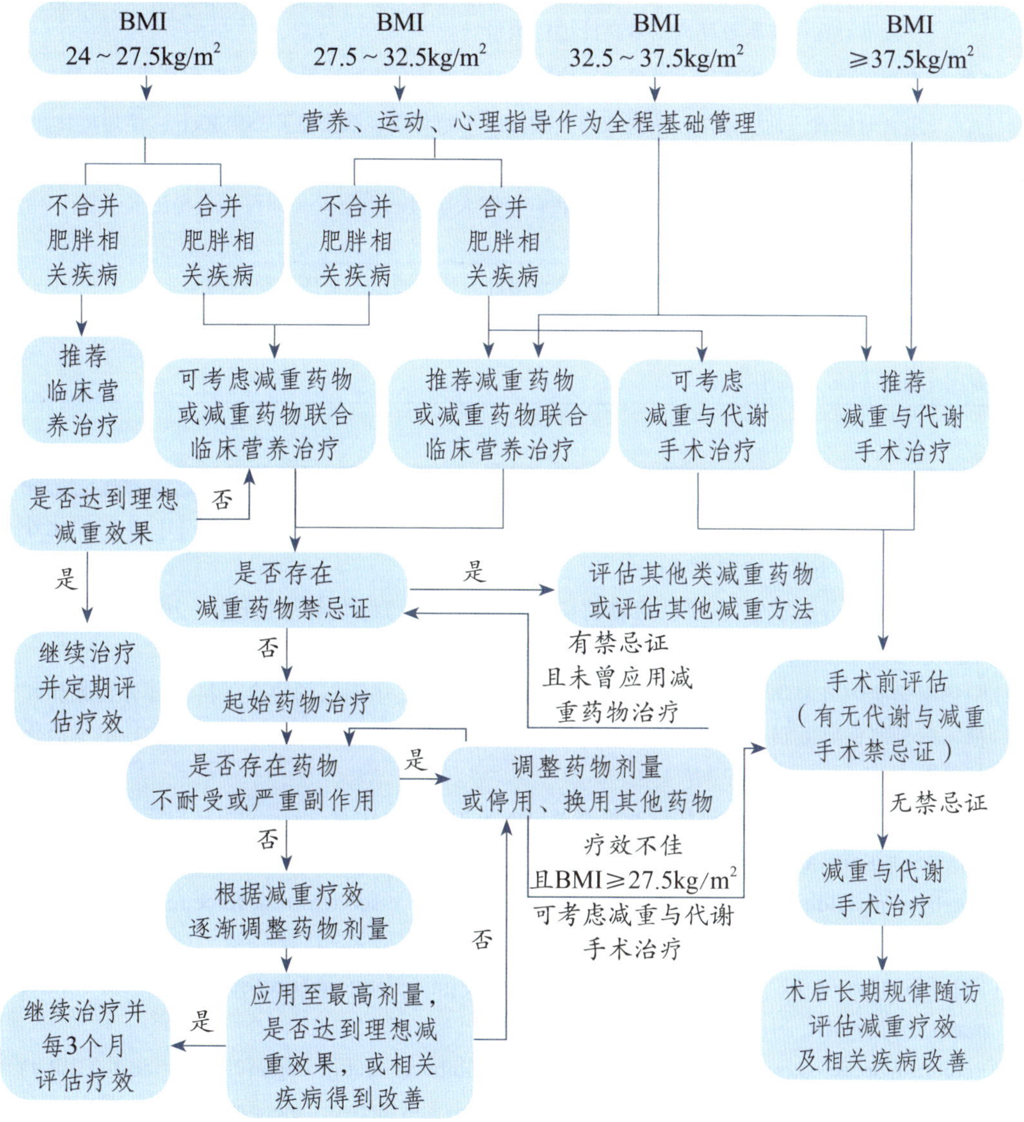

图 8-1　超重和肥胖诊疗路径

注:相关疾病包括但不限于:血糖异常、血脂异常、高血压、代谢相关性脂肪性肝病、阻塞性睡眠呼吸暂停综合征、多囊卵巢综合征、心血管疾病等。

人体测量学指标测量及计算方法（表 8-6）

表 8-6 人体测量学指标测量及计算方法

指标	测量/计算方法
身高	患者脱鞋、脱帽，站立体位，双脚并拢，放松双肩及腹部平稳呼吸，目视前方，使用经过校准且在校准有效期内的身高计进行测量
体重	患者空腹状态，排尿后，着单衣，使用经过校准且在校准有效期内的体重秤进行称量
腰围	患者着单衣，站立体位，放松双肩及腹部，平稳呼吸，双脚分开25～30cm；使用皮尺在腋中线上、髂前上棘和第12肋下缘连线中点处水平位置环绕腹部一周进行测量
臀围	垂直站立位，使用皮尺围绕从耻骨联合至臀大肌最凸出位置（即臀部最突出的位置）一周，测量周径
血压	患者安静休息后，使用经过校准后的水银柱血压计或电子血压计进行测量
BMI	体重（kg）/［身高（m）］^{2}
腰臀比	腰围（cm）/臀围（cm）

参考文献

[1] 中华人民共和国国家卫生健康委员会医政司. 肥胖症诊疗指南（2024年版）[J]. 中华消化外科杂志, 2024, 23(10): 1237-1260.

[2] 中华医学会内分泌学分会. 肥胖患者的长期体重管理及药物临床应用指南（2024版）[J]. 中华内分泌代谢杂志, 2024, 40(7): 545-564.

[3] 中华医学会内分泌学分会, 中华中医药学会糖尿病分会, 中国医师协会外科医师分会肥胖和糖尿病外科医师委员会, 等. 基于临床的肥胖症多学科诊疗共识（2021年版）[J]. 中华消化外科杂志, 2021, 20(11): 1137-1152.

[4] 徐玉善, 江艳. 内分泌常见疾病诊断思路及试验流程简析[M]. 昆明: 云南科技出版社, 2021.

[5] Curry S J, Krist A H, Owens D K, et al. Behavioral weight loss interventions to prevent obesity-related morbidity and mortality in adults: US preventive services task force recommendation statement[J]. JAMA, 2018, 320(11): 1163-1171.

[6] Kahan S, Manson J E. Obesity treatment, beyond the guidelines: practical suggestions for clinical practice[J]. JAMA, 2019, 321(14): 1349-1350.

[7] Sodium-glucose cotransporter protein-2 (SGLT-2) inhibitors and glucagon-likepeptide-1 (GLP-1) receptor agonists for type 2 diabetes: systematic review and network meta-analysis of randomised controlled trials[J]. BMJ, 2022, 376: 0109.

[8] Gudzune K A, Kushner R F. Medications for obesity: A review[J]. JAMA, 2024, 332(7): 571-584.

[9] Elmaleh-Sachs A, Schwartz J L, Bramante C T, et al. Obesity management in adults: A review[J]. JAMA, 2023, 330(20): 2000-2015.

[10] Kusminski C M, Perez-Tilve D, Muller T D, et al. Transforming obesity: The advancement of multi-receptor drugs[J]. Cell, 2024, 187(15): 3829-3853.

第九章
CHAPTER 9

血脂异常

【病例】

> 基本信息

男性患者，44岁

> 主诉

体重持续增加1年，发现血脂异常5天。

> 现病史

患者1年来无明显诱因体重逐渐上升6kg，饮食量及运动量同既往，无易饥，无脸变圆、皮肤现紫纹，未重视。5天前因甲沟炎至某医院门诊就诊，发现血脂异常，血脂检测5项示：总胆固醇7.58mmol/L，游离胆固醇2.73 mmol/L，三酰甘油6.66 mmol/L，高密度脂蛋白胆固醇0.81mmol/L，低密度脂蛋白胆固醇4.52mmol/L。肝功能检测示：丙氨酸氨基转移酶103.10IU/L，天冬氨酸氨基转移酶57.40IU/L。无头昏、头痛、乏力，无胸闷、胸痛，无视物模糊、视力下降、视野缺损，无视物旋转，无恶心、呕吐、厌油腻、纳差、腹泻、便秘、腹痛，无四肢活动障碍、意识障碍等不适，未服药治疗，现为进一步诊治，遂至内分泌科门诊就诊，门诊以血脂异常收住入院。患者起病以来精神、睡眠良好，饮食如常，大、小便如常，体重变化如上所述。

> 既往史、个人史、婚育史、家族史

高血压病史5年，自测血压为150/90mmHg，未服药治疗。否认其他心脑血管、肺、肾、内分泌系统等重要脏器疾病史及传染病史。否认外伤史。20年前于某医院行痔疮切除术。否认输血史、过敏史。预防接种史不详。患者出生于原籍，未至疫区。无烟酒嗜好。

> 体格检查

T：36.6℃。P：98 次/分。R：21次/分。BP：133/88mmHg。身高：170cm。体重：105kg。BMI：36.66kg/m^2。腰围120cm。臀围104cm。腰臀比：1.15。一般情况可，神清，对答切题，查体合作，全身皮肤巩膜无黄染，全身浅表淋巴结未触及肿

大，未见满月脸、水牛背、多血质外貌、黑棘皮病，双侧甲状腺未触及，双肺呼吸音清，未闻及干、湿啰音。心前区无隆起，心界不大，心率98次/分，律齐，各瓣膜听诊区未闻及病理性杂音。全腹软，无压痛，未见明显紫纹，肝脾未及，肝肾区无叩痛，移动性浊音阴性。四肢肌力、肌张力正常，双下肢无水肿，无肌萎缩。双足背动脉搏动正常，生理反射存在，病理反射未引出。

> 辅助检查

● 血常规、便常规+潜血、骨代谢、凝血功能、脂肪酶、淀粉酶、甲功、垂体激素均未见明显异常。

● 血生化：天冬氨酸氨基转移酶（AST）84.1IU/L，丙氨酸氨基转移酶（ALT）121.5IU/L，尿酸（UA）623.5μmmol/L，胆碱酯酶>14.08kU/L，γ-谷氨酰转肽酶122.0IU/ L，尿酸623.5μmol/L，总胆固醇8.30mmol/L，游离胆固醇2.80mmol/L，三酰甘油7.55mmol/L，高密度脂蛋白胆固醇0.79mmol/L，低密度脂蛋白胆固醇4.56mmol/L。

● 尿液分析（干化学检测）：尿糖TRACE，蛋白TRACE。

● 糖代谢相关检查：糖化血红蛋白7.8%。

● 胰岛细胞自身抗体：ICA-120KD、GADA-65KD、ICA-64KD、ICA-40KD、IAA-5.8KD均为阴性。

● OGTT、同步胰岛素及C肽释放试验见表9-1。

表 9-1　OGTT、同步胰岛素及 C 肽释放试验结果

	血糖（mmol/L）	C肽（ng/mL）	胰岛素（mU/L）
空腹	4.98	3.54	16.83
餐后30min	12.99	6.54	61.85
餐后120min	14.29	9.84	72.16

● 甲状腺超声：①甲状腺实质回声稍增粗欠均声像（请结合甲功全套）。②双颈Ⅰ～Ⅲ区、锁骨上窝内可见多个淋巴结，双颈部分肿大。

● 血管超声：①双侧颈动脉血流通畅，未见明显狭窄及闭塞。②双侧椎动脉显示段内径不对称，右侧椎动脉显示段纤细，血流阻力指数增高。③双侧颈内、外静脉血流通畅，未见明显血栓形成。④双下肢动脉血流通畅，未见明显狭窄及闭塞。⑤双下肢静脉血流通畅，未见明显血栓形成。

●胸（心、肺、纵隔）CT：①双肺少许微小结节灶（Lung-RADS-2类），随诊。②双肺散在索条。③主动脉钙化斑。

●腹部超声：①中度脂肪肝。②胆囊、胆管显示段、胰腺、脾脏、双肾未见明显异常声像。

●心脏彩超：室间隔增厚，建议观察血压、血糖。

●动态二合一：①24h动态心电图提示基础节律呈窦性，室上早总数为594次，室上速为1阵。②24h动态血压提示监测时间内高血压（昼夜节律减弱）。

> 诊治经过

患者存在血脂异常、肝功能不全，考虑肝功能异常多与脂肪肝相关，目前使用降血脂药物肝损伤风险大，故先予双环醇、多烯磷脂酰胆碱、谷胱甘肽注射液保肝治疗。经保肝治疗后复查肝功，天冬氨酸氨基转移酶（AST）41.2 IU/L，丙氨酸氨基转移酶（ALT）44.7 IU/L，肝功已明显好转，结合血脂升高（以三酰甘油升高为明显），加用非诺贝特胶囊降脂药物。

患者体型肥胖，入院完善OGTT及同步胰岛C肽功能、糖代谢相关检测，结果回报示血糖升高，予复查OGTT，复查结果仍提示患者为糖尿病诊断成立，结合胰岛细胞自身抗体检测，诊断2型糖尿病。综合患者个体情况，脂肪酶、淀粉酶正常，进行糖尿病健康教育，监测血糖，予“利拉鲁肽0.6mg ih qd”控制血糖。

患者血生化提示尿酸高，尿液分析提示尿pH 5.0，腹部超声无肾结石。嘱患者低嘌呤饮食，予碳酸氢钠碱化尿液、苯溴马龙促尿酸排泄，1个月后复查肾功。患者既往发现高血压，但未用药治疗，24h动态二合一提示监测时间内高血压，予加用厄贝沙坦150mg po qd，降血压治疗，继续监测血压。

> 诊断

血脂异常、肝功能不全、2型糖尿病、高尿酸血症、肥胖症、高血压3级（很高危组）、脂肪性肝病、肺结节性质待观察。

> 治疗及随访

糖尿病、低脂、低嘌呤饮食，生活方式干预，适当运动，控制体重，监测血糖、血压。保肝：双环醇25mg po tid；多烯磷脂酰胆碱胶囊每粒228mg，2粒po tid。调脂：非诺贝特胶囊0.2g po qn。降糖：利拉鲁肽1.2mg ih qd。高尿酸血症用药：碳酸氢钠片0.5g po tid，苯溴马隆片50mg po qd。降压：厄贝沙坦片0.15g po qm。2周后门诊复查血生化，3个月复查糖代谢相关、血生化等检查，内分泌、心内科门诊随诊。

【解析】

血脂异常是指血清中所测得的胆固醇和/或三酰甘油（TG）升高，其中还包括了低HDL-C血症在内的血脂异常。由于脂质微溶于水或不溶于水的特性，使得脂质与蛋白质相结合，在血液中以脂蛋白的形式存在，当脂蛋白过高时，即称为高脂蛋白血症，或称高脂血症。

随着我国人口老龄化的加速以及不健康生活方式的流行，动脉粥样硬化性心血管疾病（ASCVD）的危险因素日益暴露。研究表明，我国居民因ASCVD致死率已超过40%。在ASCVD的发生和发展过程中，血脂异常已成为最主要的危险因素之一。世界卫生组织（WHO）的数据显示，全球范围内，50%以上的冠心病发生与胆固醇水平升高正相关。在我国，77%的冠心病死亡与胆固醇水平升高有关，血脂异常已成为ASCVD的首位危险因素。因此，有效控制血脂对于预防和控制ASCVD具有重大意义。

血脂异常可根据病因和临床分类进行分类，根据病因可分为原发性和继发性两类。原发性高脂血症是由单基因或多基因的突变所引起，遗传倾向较明显，其中单基因突变尤为明显，可表现为家族聚集性，称为家族性高脂血症，通常表现为三酰甘油水平明显升高（TG>10mmol/L）；继发性高脂血症：是由其他疾病或药物导致的血脂异常，如糖尿病、肥胖症、甲状腺功能减退症、多囊卵巢综合征、肝脏相关疾病、肾病综合征、肾衰竭、系统性红斑狼疮、糖原累积病、骨髓瘤、脂肪萎缩症等疾病。另外，如使用糖皮质激素、利尿剂及非选择性β受体阻滞剂等药物，同样可导致继发性血脂异常。

由于高脂血脂的临床表现较少，目前以实验室检查为主，因此，临床分类多根据血脂检测的基本项目（如TC、TG、LDL-C、HDL-C）数值进行分类。分类如下：①高胆固醇血症。②高TG血症。③低HDL-C血症。④混合型高脂血症：胆固醇和三酰甘油均升高。

治疗结合生活方式改善是降脂治疗的基础。血脂水平受饮食、生活方式影响明显，控制饮食和养成健康生活方式则尤为重要。具体内容可包括：食物的多样化。建议多以谷物为主，可多进食奶类、蔬菜、水果，适量进食瘦肉、鱼类、禽类及蛋，控烟、限酒、少油少盐饮食。饮食和运动相平衡，体重控制，规律锻炼。如果生活方式干预后仍未达到血脂目标值，应加用降脂药物治疗。目前，他汀类药物是降胆固醇治疗的基础药物，也是我国血脂异常人群降脂治疗药物的首选。LDL-C升高的患者，如使用他汀类药物效果不佳，可考虑联合用药，如PCSK9抑制剂或胆固醇吸收抑制剂等非他汀类降脂药；对于超高危患者，LDL-C基线较高而未服用过他汀类药物（LDL-C>4.9mmol/L），或已在使用他汀类药物而LDL-C≥2.6mmol/L者，经过评估，若该患者使用他汀联合胆固醇吸收抑制剂后LDL-C值达标仍困难，可考虑使用他汀类药物联合PCSK9抑制剂进行治疗。

降低三酰甘油的药物主要包括三类：贝特类、烟酸类、ω-3脂肪酸，这些药物可用于缓解严重的高三酰甘油血症，同时减少胰腺炎的发生。

知识拓展

降脂药物的联合使用

降脂药物联合应用是血脂异常干预策略的基本趋势，主要目的是提高血脂达标率，进一步降低ASCVD风险，减少降脂药物的不良反应。目前可选择的主要联合应用方案如表9-2所示。

表 9-2 降脂药物的联合使用

联合策略	适用情况	血脂降幅或MACE	安全性关注点
他汀类药物+胆固醇吸收抑制剂	单药LDL-C不达标	LDL-C 50%～60%	常规监测
他汀类药物+PCSK9单抗	单药LDL-C不达标	LDL-C≈75%	常规监测
他汀类药物+胆固醇吸收抑制剂+PCSK9单抗	双联LDL-C不达标	LDL-C≈85%	常规监测

续表 9-2

联合策略	适用情况	血脂降幅或MACE	安全性关注点
他汀类药物+高纯度IPE4g/d	LDL-C达标、TG 2.3～5.7mmol/L	MACE风险降低25%	心房颤动、出血
他汀类药物+非诺贝特或ω-3脂肪酸	LDL-C达标、TG 2.3～5.7mmol/L	MACE风险降低	肾功能、心房颤动、出血
贝特类药物+ω-3脂肪酸	单药TG≥5.7mmol/L	TG 60.8%～71.3%	常规监测
贝特类药物+烟酸类药物	单药TG≥5.7mmol/L	缺乏数据	常规监测
ω-3脂肪酸+烟酸类药物	贝特类药物不耐受，且单药TG≥5.7mmol/L	TG>33%	常规监测

注：联合策略中的他汀类药物均指中等强度他汀类药物。ω-3脂肪酸：均为医处方级，剂量4g/d；PCSK9：前蛋白转化酶枯草溶菌素9；IPE：二十碳五烯酸乙酯；LDL-C：低密度脂蛋白胆固醇；TG：三酰甘油；MACE：主要为不良心血管事件。

参考文献

[1] 中国血脂管理指南修订联合专家委员会. 中国血脂管理指南（2023年）[J]. 中国循环杂志, 2023, 38(3): 237-271.

[2] 中国医师协会内分泌代谢科医师分会, 国家心血管病专家委员会心血管代谢医学专业委员会. 糖尿病患者血脂管理中国专家共识（2024版）[J]. 中华糖尿病杂志, 2024, 16(4): 383-403.

[3] 中国血脂管理指南修订联合专家委员会. 中国血脂管理指南（基层版2024年）[J]. 中华心血管病杂志, 2024, 52(4): 330-337.

[4] 中华医学会健康管理学分会, 中华健康管理学杂志编辑委员会, 湘雅医院国家老年疾病临床医学研究中心. 成人代谢综合征防控健康教育专家共识[J]. 中华健康管理学杂志, 2024, 18(2): 81-92.

[5] 中华医学会检验医学分会, 中国医师协会检验医师分会, 中国生物化学与分子生物学会脂质与脂蛋白专业委员会, 等. 中国临床血脂检测指南[J]. 中华检验医学杂志, 2022, 45(10): 1017-1033.

[6] 中国心血管病相关专家小组. “三高”共管规范化诊疗中国专家共识[J]. 中华心血管病杂志（网络版）, 2023, 06(1): 1-11.

[7] 徐玉善, 江艳. 内分泌常见疾病诊断思路及试验流程简析[M]. 昆明: 云南科技出版社, 2021.

[8] Abushamat L A, Ballantyne C M. Lowering LDL cholesterol in clinical practice: time for change?[J]. Lancet, 2022, 400(10349): 341-343.

[9] Slomski A. High HDL cholesterol linked with death in coronary artery disease[J]. JAMA, 2022, 328(1): 10.

[10] Florez H, Hunt K J, Valencia W M. Reducing disparities in cholesterol control[J]. JAMA, 2022, 328(8): 714-716.